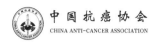

中国抗癌协会
CHINA ANTI-CANCER ASSOCIATION

运动康复

中国肿瘤整合诊治技术指南（CACA）

CACA TECHNICAL GUIDELINES FOR HOLISTIC INTEGRATIVE MANAGEMENT OF CANCER

2023

丛书主编：樊代明

主　编：顾艳宏　杨宇飞　徐　烨

U0244978

天津出版传媒集团

天津科学技术出版社

图书在版编目(CIP)数据

运动康复 / 顾艳宏, 杨宇飞, 徐烨主编. -- 天津：天津科学技术出版社, 2023.2

("中国肿瘤整合诊治技术指南(CACA)"丛书 / 樊代明主编)

ISBN 978-7-5742-0801-8

Ⅰ.①运… Ⅱ.①顾… ②杨… ③徐… Ⅲ.①肿瘤—康复 Ⅳ.①R730.9

中国国家版本馆CIP数据核字(2023)第018965号

运动康复

YUNDONG KANGFU

策划编辑：方　艳

责任编辑：张建锋

责任印制：兰　毅

出　　版：天津出版传媒集团
　　　　　天津科学技术出版社

地　　址：天津市西康路35号

邮　　编：300051

电　　话：(022)23332390

网　　址：www.tjkjcbs.com.cn

发　　行：新华书店经销

印　　刷：天津中图印刷科技有限公司

开本 787×1092　1/32　印张4.75　字数70 000

2023年2月第1版第1次印刷

定价：52.00元

吴　婧　吴志军　薛　斌　徐海萍　徐峻华　徐文红
杨葛亮　应杰儿　曾　珊　查小明　詹荔琼　张长胜
张红梅　张　洁　张　蕊　张　睿　赵　林　郑　莹
支巧明　周昌明　朱超林

审校组
樊代明　顾艳宏　杨宇飞　徐　烨　刘怡茜　倪　隽
陆　晓　王正珍　许　云　朱　奕　邱天竹　徐玲燕

编写秘书
刘怡茜

目录 Contents

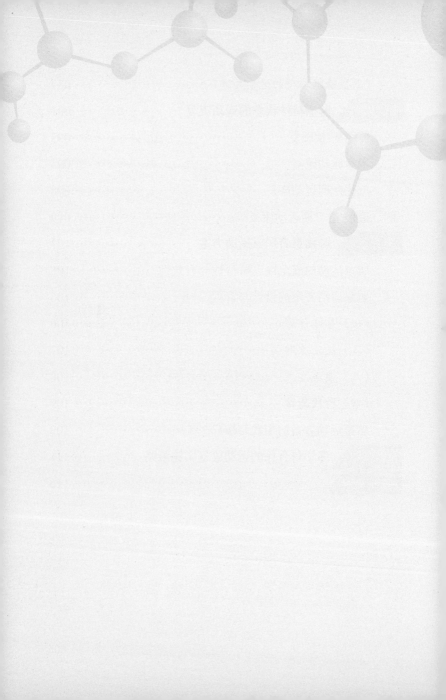

第一章

背景

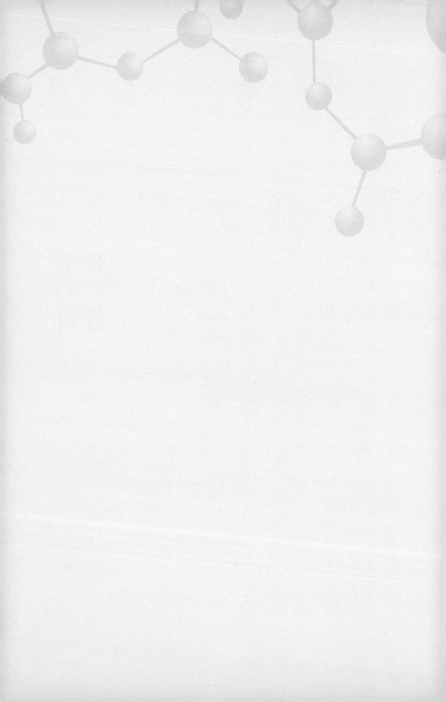

运动康复是通过特定运动方法促进机体功能障碍的恢复，以达到或保持健康状态的一种治疗手段。在肿瘤治疗领域，大部分肿瘤患者都会经历至少一种由肿瘤本身和/或其治疗过程造成的功能障碍或不良反应。目前，大量循证医学证据表明，在专业人员指导下进行合理的运动康复治疗有助于最大程度恢复肿瘤患者机体生理功能和社会功能，并节省医疗资源。肿瘤运动康复应贯穿于肿瘤诊疗全过程。本指南旨在将运动康复纳入恶性肿瘤整体医疗策略，为临床提供借鉴指导。

一、肿瘤运动康复的历史沿革

肿瘤运动康复并非是一门新兴学科，20世纪40年代，美国康复医学之父 Howard Rusk 在专著《New Hope for the Handicapped》中首次指出，肿瘤是一种"特殊的、需要康复治疗的综合功能问题"。20世纪70年代，"美国国家癌症计划"提出肿瘤康复可划分为社会心理支持、体能优化、职业辅导、社会功能优化4个方面，主要由肿瘤和康复领域的医务人员提供，并由社会工作者、心理学专业人员、肿瘤医护人员、物理治疗师以及其他学科人员共同参与，其中运动是肿瘤康复的核心内容之一。

1983年，国际上第一篇关于乳腺癌患者运动康复的研究论文正式发表。此后《The Physician and Sport》、《Oncology Nursing Forum》和《Nursing Research》连续发文，开启了运动肿瘤学研究和临床实践的先河。德克萨斯大学安德森肿瘤中心、纪念斯隆-凯特琳肿瘤中心等大型肿瘤中心领衔开展的肿瘤运动康复方案，从最初电诊断服务逐渐深化和拓展，发展到涵盖淋巴水肿管理、神经肌肉功能管理及其他肿瘤相关并发症康复治疗在内的现代肿瘤康复方案，越来越多严谨的随机对照研究肯定了运动在肿瘤康复中的价值。2010年美国运动医学会（American College of Sports Medicine，ACSM）在乳腺癌、前列腺癌生存者的临床研究基础上，制定了第一版肿瘤生存者运动指南，该指南推动了肿瘤生存者运动实践和临床研究的迅速发展。近十年，加拿大、澳大利亚和西班牙等多个国家也相继发布了肿瘤运动指南或包含运动在内的肿瘤生存者指南。2019年，ACSM牵头召开了国际多学科专家圆桌会议并更新了第二版肿瘤生存者运动指南，该指南总结了大量循证医学证据并对不同肿瘤问题进行了详细的运动处方推荐。目前，运动康复在肿瘤治疗中的积极作用已得到全世界广泛关注和认可。

二、肿瘤运动康复的医疗价值

体力活动是降低肿瘤死亡率的重要生活干预方式之一。中国国家癌症中心数据显示，我国超过50%肿瘤死亡归因于可改变危险因素，久坐不动是其中之一。乳腺癌、结直肠癌和前列腺癌患者8~10年随访研究数据显示，规律运动者/体力活动水平较高者肿瘤特异性死亡风险下降26%~69%，全因死亡风险降低21%~45%；肿瘤确诊后开始参加规律运动，全因死亡率下降41%，复发率降低21%，因此，在诊断肿瘤后更应保持规律体力活动/运动。运动降低肿瘤死亡相关风险机制包括：通过调节胰岛素和葡萄糖代谢改善体脂变化和代谢失调、调节脂肪因子和性激素循环浓度、减轻全身慢性低度炎症、减轻氧化应激导致的DNA损伤、影响肿瘤生长微环境等。

在肿瘤治疗阶段，运动协同放化疗和免疫治疗减缓/抑制肿瘤进展。在不同肿瘤模型动物实验中发现，有氧运动增加肿瘤微血管密度及局部灌注，促进肿瘤血管重塑，提高血管功能/成熟度，减少肿瘤局部缺氧状态，增加化疗药输送效率，提升化疗敏感性；运动有助增强 T

细胞向肿瘤微环境浸润，并通过增加循环中IL-6及肾上腺素水平诱导NK细胞重新分布，促使成熟效应性NK细胞对肿瘤细胞产生杀伤作用；运动还可影响肿瘤细胞新陈代谢，减少肿瘤细胞对糖酵解的依赖，增强肿瘤细胞对放化疗敏感性；此外，运动也可减轻肿瘤治疗副反应，如粒细胞减少、血小板减少、疲乏、恶心、呕吐等，从而提高患者耐受性和生活质量。

三、中国肿瘤患者运动康复现状

我国康复医学起步较晚，肿瘤康复理念直到20世纪80年代才引进中国。近三十年来，随着康复医学向多学科、多体系、多层次发展，肿瘤康复已涉及社会学、心理学、营养学及临床各专科，提高肿瘤患者生存质量越来越得到全社会关注。然而，我国肿瘤临床实践中运动康复尚未纳入肿瘤患者的整体医疗策略中，目前仍有许多工作需改进和完善。肿瘤运动康复在各地区发展极不平衡，部分肿瘤患者仍被鼓励"静养"，导致我国肿瘤患者普遍缺乏规范运动康复指导，未能进行规律体力活动/运动；肿瘤运动康复的临床及研究工作大多数是由康复医师或护理人员完成，肿瘤科医师的参与度与重视程度并不高，而大部分肿瘤患者主要在肿瘤科接受治疗，应鼓励越来越多肿瘤科医师参与肿瘤运动康复工作；目前肿瘤康复的研究及工作重点多为晚期肿瘤，对早期肿瘤及诊断期肿瘤的康复并未予以足够重视；缺乏针对中国肿瘤患者的大样本、多中心、高质量循证医学证据，故无法充分评估运动康复方案的有效性；中国传统医学如太极拳、八段锦、易筋经、五禽戏等在内的运动疗法在肿瘤运动康复中的研究有待加强。

将运动康复纳入肿瘤整合诊治方案，建立具有中国特色肿瘤运动康复指南，未来在指南指导下进行正确合理的运动康复实践，以期缓解肿瘤患者常见并发症和功能障碍，协调改善肿瘤临床疗效，提高患者生存质量，降低癌因性死亡风险和延长生存期。

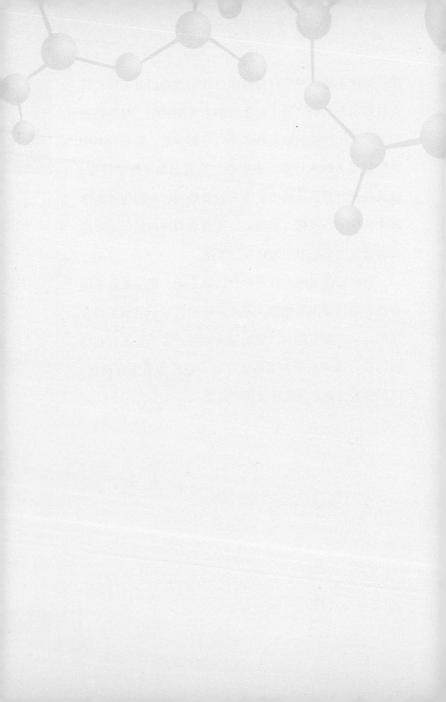

第二章

肿瘤的运动评估与治疗

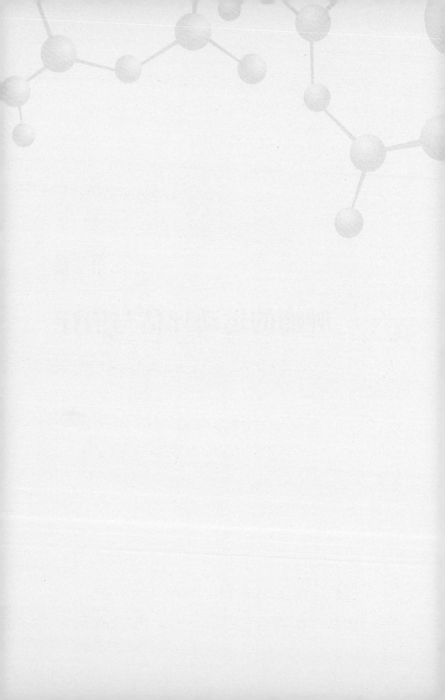

肿瘤患者运动前评估主要包括筛查运动相关禁忌证、常规医学评估、运动风险分级和康复评估。评估应贯穿肿瘤患者整个运动康复过程。

一般情况下，通过筛查运动相关禁忌证、常规医学评估和风险分级后，大多数恶性肿瘤患者进行中低等强度运动是安全的。理想情况下，肿瘤患者应接受与健康体适能相关的全面评估。全面健康体适能评估耗时耗力，可能会成为肿瘤患者参与运动康复的阻碍因素。因此，在开始低强度步行、渐进式力量训练或柔韧性训练前，可不进行健康体适能评估。在低强度运动基础上，经多学科肿瘤康复团队评估安全后，可以逐渐将运动强度调整至中等强度。

肿瘤患者如需中等至较大强度运动，或需制定个性化初始运动处方，建议在运动康复前进行全面的健康体适能评估。

一、运动评估

（一）禁忌证

1.恶性肿瘤患者运动禁忌证

①手术伤口未愈合不能耐受运动者；②极度疲劳、贫血（<80g/L）或共济失调者；③放化疗、靶向治疗等

的毒性反应≥Ⅲ级（NCI-CTCAE5.0）者或严重不能耐受运动者；④伴心血管疾病和肺部疾病患者的运动禁忌证参考中国心脏康复与二级预防指南（2018版）/慢性阻塞性肺疾病临床康复循证实践指南（2021版）：不稳定性心绞痛未控制、心功能Ⅳ级、未控制的严重心律失常、未控制的高血压；⑤高热或严重感染、恶病质状态、多器官功能衰竭或无法配合；⑦血栓活动期患者；⑧由多学科肿瘤康复团队判断的不适合运动的其他情况。

2.恶性肿瘤患者常见运动损伤风险

①骨转移患者，应警惕骨折风险；②因控瘤治疗造成免疫力下降者，需注意感染风险；③肿瘤化疗导致周围神经病变患者，应注意跌倒风险；④伴心血管疾病患者（继发或原发），应通过降低运动强度、缩短运动时间来调整运动方案并增加医疗监督以保证运动安全性。

不同治疗阶段患者对运动耐受能力不同，应根据患者所处治疗阶段调整运动方案。

（二）常规医学评估

建议尽可能对所有恶性肿瘤患者进行常规医学评估，以明确疾病、治疗和合并症带来的影响。常规医学评估应包括：①肿瘤诊断；②是否存在合并症/其他慢性病或进行相关治疗；③肿瘤治疗情况（计划进行、正在进行及已结束）；④是否存在治疗相关毒性（急性、慢性和迟发副作用）及其严重程度；⑤患者体力活动/运动习惯。

（三）运动风险分级

在运动前，应对肿瘤患者运动风险进行分级。

低风险：指肿瘤早期阶段、不伴有合并症的患者，无需进一步评估，按一般运动方案进行运动，推荐在社区/家庭开展运动康复。

中风险：指伴周围神经病变、肌肉骨骼障碍、淋巴水肿等患者，推荐运动前进行康复评估，建议患者在医学监督下进行中等强度运动。

高风险：指伴心肺疾病、胸部或腹部手术未愈合、造口术、明显疲乏、严重营养不良、身体状况恶化或尚未从治疗不良反应中恢复患者，运动前必须进行常规医学评估和康复评估，排除禁忌证后，应由肿瘤康复多学科团队制定运动处方，且运动康复必须在医学监督下进行。

（四）康复评估

健康体适能评估内容主要包括：①心肺耐力测试；②肌肉力量和耐力测试；③柔韧性测试；④平衡能力测试；⑤身体成分测试。表1总结了健康体适能评估的主要项目和内容，详细解释如下。

表1　健康体适能评估

评估类别	评估内容
心肺耐力评估	•6分钟步行测试 •简易体能状况量表 •症状限制性运动测试或最大强度运动测试
肌肉力量和耐力评估	•肌力评估（1-RM或10-RM/15-RM）* •握力测试 •30s坐立试验 •30s坐姿手臂弯举
柔韧性评估	•抓背试验 •坐椅前伸试验 •关节活动度
平衡性评估	•功能性前伸试验 •起立行走测试 •单腿站立试验
身体成分评估	•生物阻抗分析技术 •双能X射线、CT •BMI •围度 •皮褶厚度测量

*1-RM：one-repetition maximum，是肌肉力量的标准评价方法，指使用适当技术1次举起或对抗的最大重量或阻力。常用1-RM百分比设定抗阻练习的强度。10-RM是指肌肉在一定范围内重复10次收缩所能克服的最大重量或阻力。

1. 心肺耐力测试

心肺耐力测试包括心肺运动测试和6分钟步行试验。心肺运动测试是评估心肺耐力的"金标准"，可识别运动心血管风险，是有氧运动处方制定的重要依据。通常用功率自行车或运动平板进行症状限制性运动测试，以评估患者运动能力。6分钟步行测试是一种亚极量水平功能测试方法，具有经济、易于实施等特点，主要针对年老、体弱的患者。

肿瘤患者由于治疗特殊性，控瘤治疗反应严重时，需停止运动测试和训练；在肿瘤患者进行运动测试前，需明确患者是否存在运动测试绝对禁忌证和相对禁忌证（表2）。

表2　心肺耐力测试的绝对禁忌证和相对禁忌证

绝对禁忌证	相对禁忌证*
•急性心肌梗死（2天内） •高危不稳定型心绞痛 •未得到控制的心律失常，且伴有相关症状或血流动力学改变 •活动性心内膜炎 •有症状的重度主动脉瓣狭窄 •心力衰竭失代偿 •急性肺栓塞或肺梗死 •急性心肌炎或心包炎 •急性主动脉夹层 •残疾，妨碍安全和准确测试 •急性非心源性疾病，可能会影响运动效果或运动可使其加重（如重度贫血、重度电解质失衡、甲状腺功能亢进） •患者拒绝配合	•左主冠状动脉狭窄或类似情况 •伴非典型症状的中、重度主动脉狭窄 •电解质失衡 •心动过速或过缓 •快速型房颤（如>150次/分） •肥厚型心肌病 •高度房室传导阻滞 •严重高血压（收缩压>180mmHg或舒张压>100mmHg） •智力障碍无法配合

*注：如果运动收益大于风险，存在相对禁忌证的患者可以考虑进行运动测试

2.肌力和耐力测试

肌力指肌肉主动收缩的力量，以及肌肉运动对抗阻力的能力。肌耐力是指某一肌肉在反复收缩动作时的持久能力或肌肉维持某一固定用力状态持续的时间。1-RM是肌肉力量的标准评价方法，指使用适当技术1次举起或对抗的最大重量或阻力，常用1-RM百分比设定抗阻练习的强度。如针对存在心血管疾病、肺部疾病、代谢相关疾病和/或肌肉骨骼障碍的肿瘤患者，可用30%~40%1-RM重复10~15次进行运动。

3.柔韧性测试

柔韧性是移动一个或多个关节以及跨过关节的韧带、肌腱、肌肉、皮肤等组织的弹性伸展能力。可用关节活动度量化柔韧性，使用量角器、倾角计等测量设备对目标关节进行测量。上肢柔韧性测试可采用抓背测试；下肢柔韧性可采用坐位体前屈测试，该测试也常用于评估腘绳肌柔韧性。

4.平衡能力测试

平衡能力是指抵抗破坏平衡的外力、维持身体姿势的能力。跌倒风险与平衡能力下降有关。老年肿瘤患者评估平衡能力尤其重要。平衡能力测试包括Berg平衡测试量表、起立行走测试（time up and go，TUG）、功能性前伸试验、单脚站立等。可由运动康复专业人员根据患者个人情况选择合适测试方法。

5. 身体成分测试

肿瘤本身及相关治疗可能影响患者肌肉、脂肪和骨骼等身体成分含量，同时，身体成分和体重指数（body mass index，BMI）一定程度上也反映患者营养状态。身体成分测试一般采用生物电阻抗技术，有条件者采用双能X射线、CT等技术测试。若无上述设备，可通过身高、体重推算体重指数，进行腰围、臀围等测量，或通过皮褶厚度测量评估身体成分。

二、运动康复治疗

（一）实施目的和原则

目前已有证据表明，适宜有氧运动和/或抗阻运动等可改善肿瘤相关不良症状（身体功能障碍、焦虑、抑郁症状、疲乏、睡眠和健康相关生活质量），降低肿瘤复发风险，提高生存率，减轻家庭及社会经济负担，提高肿瘤患者生活的幸福感。

肿瘤患者运动康复遵循康复医疗的五大共性原则：

1.因人而异

在为肿瘤患者制定运动康复治疗目标和方案时，需为其制定个性化运动康复方案。主要从患者功能障碍的特点、治疗进度、康复需求等方面考虑，并定期评估肿瘤患者身体状况，及时调整方案。

2.循序渐进

运动康复治疗应该遵循累积训练效应，以达到量变到质变。避免急于求成，引起运动性伤病。

3.持之以恒

运动康复治疗需要持续一定时间才能获益，即使当下康复效果甚微，在调整运动康复方案同时，也要鼓励肿瘤患者坚持，防止功能退化。

4.主动参与

肿瘤患者主动参与是获得疗效的关键，需从多角度采取措施，调动其运动积极性，并配合个人运动兴趣爱好，以取得更好效果。

5.全面康复

肿瘤患者除存在身体功能障碍，还多伴疼痛、疲劳、焦虑抑郁等合并症。在进行运动康复治疗时应全面评估、促进全面康复。

（二）运动处方

运动处方（exercise prescription，Ex Rx）是推动"体医整合"和"体卫整合"国策的落实、有效保障全民健身、构建运动促进健康新模式的重要手段，推广Ex Rx可创造良好的社会效益和经济效益。Ex Rx是由康复医师或治疗师、运动处方师依据需求者的健康信息、医学检查、运动风险筛查、体质测试结果，以规定运动频率、强度、时间、方式、总运动量以及进阶，形成目的明确、系统性、个体化的运动指导方案。

Ex Rx的核心内容是FITT-VP。

运动频率（frequency，F）是指在给定时间段内（通常指1周）参与运动的天数，在促进健康和改善健康体适能中起重要作用。WHO推荐有氧运动频率每周不少于3次，在抗阻运动中，同一肌肉群的力量、耐力运动频率为隔天一次为佳，每周至少2次；柔韧性运动频率推荐每天都进行。

运动强度（intensity，I）是指运动中的费力程度，有氧运动强度取决于走、跑速度，蹬车功率、爬山速度与坡度等；在力量和柔韧性运动中，运动强度取决于给予的阻力、关节活动的范围等。

运动时间（time，T）是指一天中进行运动的总时间，推荐的运动时间可连续完成，也可分数次累计完成。每天用于提高心肺耐力的有氧运动时间应在30分钟以上（不包括准备、整理活动）。肌肉力量运动处方和柔韧运动处方中，则需要规定完成每个动作组数、每组重复次数、每组练习所需时间、共需完成几组、两组时间间隔等。

运动方式（type，T）指有氧运动、抗阻练习、柔韧性练习等不同方式，我国传统体育项目如太极拳、五禽戏、八段锦、易筋经、秧歌舞等也是大众常用的运动方式。

运动量（volume，V）：是指一周运动总量，是频率、时间和强度的综合结果。有氧运动量由运动的频率、时间和强度共同组成；抗阻运动运动量由运动的强度、频率和每个肌群练习的组数及每组重复次数组成。WHO推荐成人每周至少累计进行150~300分钟中等强度有氧运动，或75~150分钟较大强度有氧运动，或中等和较大强度有氧运动相结合的等效组合，每周运动量超过300分钟中等强度/150分钟较大强度将获得更多健康益处。每周至少进行2次抗阻练习，老年人和慢病人群应加强肌肉力量练习和动态平衡练习，低于此运动量也可为初始运动者或体弱者带来健康/体适能益处。运动量也可用来计算个体 Ex Rx 的总能量消耗。估算运动量的标准单位可用 MET-hour/wk 和 kcal/wk 表示，可采用公式（kcal=1.05×MET-h×公斤体重）计算运动中的能量消耗。

运动进阶（progression，P）：运动进阶取决于机体的健康状态、年龄、个人运动爱好和目的，以及机体对当前运动水平的耐受能力。对健康成年人，运动进阶应包括三个阶段，即适应阶段、提高阶段和维持阶段。运动计划的进阶速度取决于个体健康状况、体适能、运动反应和运动计划目标。进阶可通过增加个人所能耐受的 Ex Rx 的 FITT 原则中任何组成部分，通常是先调节运动频率和每天运动时间，最后调整运动强度。

1.有氧运动

有氧运动也称耐力运动，是指身体大肌群有节奏的、较长时间的持续运动，这类运动所需能量是通过有氧氧化产生的。有氧运动可改善肿瘤患者心肺耐力、减缓多种治疗毒副作用和肿瘤性疲乏，优化人体代谢功能，如血糖、血脂。有氧运动常见运动方式包括快走、跑步、广场舞、太极拳、骑自行车和游泳等。

有氧运动强度可分绝对或相对强度。有氧运动绝对强度常表示为能量消耗速率，即每分钟千卡数（kcal）

或代谢当量（metabolic equivalent，MET）表示。相对强度，即活动的能量消耗占个体的最大能力的比例，在制定运动处方时，多采用相对强度。相对强度确定是依据一个人的生理状态，大多以最大摄氧量（maximal oxygen consumption，VO_{2max}）、储备心率（heart rate reserve，HRR）和最大心率（maximum heart rate，HR_{max}）百分比以及自觉用力程度（borg rating of perceived exertion scale，RPE）这四个指标进行评估。最大心率（HR_{max}）：运动心率随运动强度增加而升高，当运动强度增加到一定水平，心率不再随运动强度增加，达到稳定状态，称之为最大心率。在运动强度设定中，常使用最大心率这个指标，有条件时可通过运动负荷试验直接测得最大心率，条件不允许也可使用公式（$HR_{max}=207-0.7×$年龄）推测 HR_{max}，此公式适于所有年龄段和体适能水平成年男女。HRR：实际测量或预测最大心率与安静心率间的差值，是建立靶心率和评价运动强度的一种方法。储备心率计算公式为：储备心率=最大心率-安静心率。基于储备心率的靶心率计算公式为：靶心率 =（储备心率×目标强度%）+安静心率。RPE：6~20分，是利用主观感觉来推算运动负荷强度的一种有效方法，可参照RPE

来控制运动强度。

增加运动强度会带来健康/体适能益处积极剂量反应，低于最低强度阈值的运动将无法充分获得生理指标变化。通过运动获益最小强度阈值与个体心肺耐力水平、年龄、健康状况、生理功能差异、日常体力活动水平以及社会和心理等多种因素有关。通过递增运动负荷心肺耐力测试直接测得运动中生理指标是确定运动强度首选方法。通常推荐成人采用中等强度有氧运动，如40%~59% HRR；对无规律运动习惯肿瘤患者可选较低运动强度，如30%~39% HRR，30% HRR可作为有效起始强度。

有氧运动强度常分为五级，确定有氧运动强度的常用方法见下（表3）。

表3 有氧运动强度常用测量指标

强度分级	%HRR %VO₂R	%HR_max	%VO₂max	RPE（6~20）	谈话试验	运动方式
低	< 30	< 57	< 37	很轻松（RPE < 9）	能说话也能唱歌	缓慢步行
较低	30~39	57~63	37~45	很轻松到轻松（9~11）	能说话也能唱歌	步行，有氧舞蹈

强度分级	%HRR %VO$_2$R	% HR$_{max}$	% VO$_{2max}$	RPE (6~20)	谈话试验	运动方式
中等	40~59	64~76	46~63	轻松到有些吃力（12~14）	能说话不能唱歌	快速步行，秧歌舞，水中运动，慢速自行车、太极拳、八段锦
较大	60~89	77~95	64~90	有些吃力到很吃力（15~18）	不能说出完整句子	慢跑、游泳、篮球、排球、足球
次最大到最大	≥90	≥96	≥91	很吃力（19~20）	不能说出完整句子	竞技运动，如长距离跑，公路自行车

注：HRR=储备心率；VO$_2$R=储备摄氧量；HR$_{max}$=最大心率；VO$_{2max}$=最大摄氧量；RPE=自觉用力程度分级量表

肿瘤患者普适性有氧运动处方推荐如下。

表4　肿瘤患者推荐有氧运动处方

项目	内容
运动频率	3~5天/周
运动强度	中等–较大强度
运动时间	每周150min中等强度或75min较大强度运动，或两者结合的等量运动
运动类型	快步走、跑步机训练、骑自行车、登山、游泳等大肌群运动

高强度间歇训练（high-intensity interval training，

HIIT）是指短暂重复的高强度运动加上一段低强度恢复期（低强度运动或休息），并进行多次循环，是有氧运动的一种特殊形式。间歇性运动总运动时间较短，仍会产生与传统耐力运动相似的生理适应性，当两者总运动量相同时，间歇性运动产生的生理适应性会更好，如提升心肺耐力的作用更好。间歇性运动常是短时间（20~240秒）较大到次最大强运动与等量或更长时间（60~360秒）的低到中等强度运动交替进行，间歇性运动的Ex Rx主要考虑运动和间歇的强度和时间，以及间歇的次数。因体力活动水平较低或患有慢病个体对高强度间歇性运动的适应能力较差，应慎重采用高强度间歇性运动，可以简单地将步行作为间歇性运动的方式，即快走和慢走交替进行。

经评估后可行HIIT的患者仍需注意以下事项：①运动前需热身，以最大限度降低心血管以外和肌肉、骨骼肌腱、韧带损伤风险，并为高强度训练做准备；②训练过程中患者可能会出现呼吸困难，建议持续监测呼吸情况；③训练结束后需进行整理运动，使心率和血压逐渐恢复至基线；④HIIT前需进行完整评估，经多学科肿瘤康复团队批准后进行，建议在医学监督下进行HIIT。下列患者不适合进行HIIT：①慢病史，包括控制不佳的糖尿病、高血压；②过去6个月内原因不明的体重减轻≥10%；③严重心脑血管疾病，如存在任何心律失常、心肌梗死、脑卒中、心绞痛、头晕或呼吸困难等；④肿瘤快速进展期；⑤其他运动禁忌证和心肺耐力测试禁忌证。

2. 抗阻运动

抗阻运动是指人体调动身体骨骼肌收缩来对抗外部阻力的运动方式，可利用自身重量或特定训练器械实施，如弹力带、杠铃、哑铃或固定器械。抗阻运动可提高肿瘤患者肌力、耐力和爆发力，也能改善其心肺功能、肌肉骨骼系统、关节活动度、心理状况和生活质量。

抗阻运动的强度可用最大重复次数衡量，也可通过1-RM百分比进行衡量，分配负荷时，可以选择任何RM或RM范围（例如5-RM、10-RM、10-15-RM）。低强度：<30%1-RM；较低强度：30%~49%1-RM；中等强度：50%~69%1-RM；较大强度：70%~84%1-RM；次最大到最大强度：≥85%1-RM。

临床应针对不同患者的体质状态和运动目标选择合适的抗阻运动形式，起始抗阻强度从30%~80%1-RM不等，或以渐进抗阻方式进行训练，逐步实现60%1-RM

每组重复8~15次、每个部位两组的基本目标。例如乳腺癌患者手术造成胸壁、上肢肌肉损伤、肩关节活动受限，导致肌肉力量下降，在医生同意下进行渐进式上肢抗阻运动；胸腔手术肿瘤患者，存在心肺功能下降，可进行低中强度全身大肌群抗阻运动。普适性的抗阻运动处方见表5。

表5　肿瘤患者推荐抗阻运动处方

项目	内容
运动频率	2~3次/周；每次锻炼之间间隔足够的时间休息
运动强度	低强度开始，小幅度地增加（10~15个动作/组，每组练习之间休息2~3分钟，当能耐受3组时，考虑增加阻力/负荷重量）
运动时间	8~12次/组，2~4组
运动类型	健身器械、哑铃或杠铃、自身重量以及弹力带

3. 柔韧性运动

柔韧性运动是一种通过有意识地控制肌肉收缩和放松的过程从而逐步放松全身的方法。柔韧性运动的强度无具体指标，根据患者主观承受范围而定，常用于身体大关节，如：肩、髋、踝。柔韧性运动可增强运动的神经肌肉协调控制能力，调节肿瘤患者的情绪、改善关节活动度、促进淋巴回流、缓解疼痛、作为运动后的整理运动或者运动前热身的一部分，还可以结合呼吸技术达到更好的效果。普适性的柔韧性运动处方见表6。

表6　肿瘤患者推荐柔韧性运动处方

项目	内容
运动频率	每周2~3天，每天进行效果更佳
运动强度	局部绷紧或轻微不适，在可忍受情况下的关节活动范围内活动
运动时间	静力性拉伸保持10~30s，2~4组/天，累计60~90s
运动类型	所有大肌群的拉伸或关节活动范围的运动

4. 中医功法

中医功法以气功导引为主，主要包含但不限于坐、卧、立姿训练的太极拳、八段锦、易筋经、五禽戏、六字诀等。凡是在大体安静的状态下，通过调身、调心、调息的方法进行自我调节，恢复人体功能的运动都可归为气功导引用于肿瘤的中医运动康复。

肿瘤的中医功法运动康复模式主要有患者自发的抗癌组织和护士主导的运动康复。患者自发的抗癌组织包含了团体心理建设、社会支持、运动康复等内容，能提高肿瘤患者生存率，发掘患者自我照顾的能力，并实现回归社会的长期目标；护士主导的运动康复以医院教习太极拳、八段锦、易筋经、五禽戏、六字诀等，患者出院后可采用自行练习并电话随访为主要形式，一般每周运动3~5次，每次30~60分钟。中医功法具有明确的

FITT参数和原则。在乳腺癌、消化道肿瘤、肺癌等多种实体瘤中，中医功法可使患者在如下方面获益：①促进结直肠癌患者的术后快速康复，改善化疗中食欲、睡眠质量；②改善肺癌负性情绪、通气功能障碍、免疫功能、运动耐量和术后焦虑抑郁状态，促进术后肺功能恢复，提高生活质量；③改善乳腺癌患者负性情绪、疲乏，改善术后放化疗期间睡眠质量、疼痛、焦虑抑郁状态，促进术后康复及肢体功能恢复；④改善膀胱癌患者负性情绪和手术应激反应；⑤改善卵巢癌患者化疗期间睡眠质量、负性情绪；⑥改善鼻咽癌患者免疫功能和放疗期间骨髓抑制；⑦改善食管癌患者放化疗期间负性情绪，加快术后快速康复及缓解疼痛；⑧改善白血病患者睡眠质量，提高化疗依从性和生活质量。

（1）中医运动的FITT参数

肿瘤的中医功法运动强度较低，患者能下床站立后即可开展，因此其适用范围较广，可用于围手术期、放化疗期间或肿瘤晚期患者。由于循证证据尚不充分，本指南仅列举有临床研究（详见参考文献33-62）支持的运动方案（表7），临床实际应用应在充分评估者个体状态的基础上参考执行。

表7 围手术期中医功法运动方案

癌种	功能障碍	运动形式	开始时间	持续时间	频率	时程
乳腺癌改良根治术后，胃肠癌根治术后	睡眠障碍	24式简化太极拳	术后11天开始	20~30min/次	2~3次/周	术后11天~12周*
乳腺癌改良根治术后	免疫功能	24式简化太极拳	术后11天开始	20~45min/次	2~3次/周	术后11天~12周
乳腺癌改良根治术后	上肢功能	24式简化太极拳或太极拳云手	术后11天开始，可与蒽环类化疗同时使用	20~30min/次	2次/日~3次/周	术后11天~6月
乳腺癌改良根治术后	淋巴水肿	24式简化太极拳	术后11天开始	20~45min/次	2~3次/周	术后11天~12周
乳腺癌改良根治术后	生活质量	24式简化太极拳	术后15天开始	20min/次	2次/日	术后15天~12周
胃肠癌根治术后，乳腺癌改良根治术后	癌因性疲乏	24式简化太极拳或太极拳云手	（胃肠癌）术后第7天开始，乳腺癌术后第1天开始	15~30min/次	2次/日~3次/周	12周

癌种	功能障碍	运动形式	开始时间	持续时间	频率	时程
肺癌术后	肺功能	六字诀	手术后第2日开始	6遍	2次/日	60日
肺癌术后	生活质量	六字诀	手术后第2日开始	6遍	2次/日	60日
非小细胞肺癌术后	焦虑抑郁	八段锦	术后>1月，预计生存≥6月，KPS80~100分，ECOG评分0~1分	20~30min/次	1次/日，每周≥3次	6周~12月

*注：见参考文献：吴蒙，廖妍妍，陈玫洁，等.肩关节运动八式康复锻炼联合太极拳锻炼对乳腺癌改良根治术后患者患肢功能恢复、睡眠质量和免疫功能的影响.现代生物医学进展，2022，22（17）：3255-3269.

表 8　肿瘤晚期中医功法运动方案

癌种	功能障碍	运动形式	适用条件	持续时间	频率	时程
胃癌、结直肠癌、乳腺癌	生活质量	八段锦	消化道癌 KPS≥60 分，乳腺癌 KPS≥70 分，预计生存>1 年	25~30min/次	1~5 次/周	1~6 月
胃癌、结直肠癌	癌因性疲乏	八段锦	KPS>60 分，预计生存>1 年	25~30min/次	5 次/周	6 月
乳腺癌	负性情绪	八段锦	KPS>70 分，预计生存>6 月	≥30min/日	≥1 次/周	1 月
肺癌	1 年生存率	八段锦	预计生存>6 月，KPS>60 分，化疗 2 疗程后	30min/次	2 次/日，每周 5 日	3 月

表 9　放化疗期间中医功法运动方案

癌种	功能障碍	运动形式	适用条件	持续时间	频率	时程
肝癌	疼痛，生活质量	八段锦	放疗期间；预计生存≥6月	每次4~8遍	1~2次/日	放疗期间
肺癌，乳腺癌，子宫颈癌	癌因性疲劳	简化24式太极拳或八段锦	KPS>70分；预计生存>3月；乳腺癌需术后≥4周	20~30min/次	1~2次/日	化疗第1天开始连续4~12周；同步放化疗连续4月
肺癌	免疫功能	简化24式太极拳	KPS>70分；预计生存>3月	30min/次	2次/日	化疗第1天开始连续6周
鼻咽癌，乳腺癌	负性情绪	24式太极拳或八段锦或八段锦	KPS>70分；乳腺癌需术后≥4周	15~30min/次	1~2次/日	放疗第1周至4月
肠癌	食欲	八段锦	耐受中等强度运动	30min/次	1次/日	化疗第1天开始连续2月
肠癌	睡眠障碍	八段锦	耐受中等强度运动	30min/次	1次/日	化疗第1天开始连续2月

续表

癌种	功能障碍	运动形式	适用条件	持续时间	频率	时程
乳腺癌，非小细胞肺癌	生活质量	八段锦	KPS>70分	30min/次	1~2次/日	化疗第1天开始连续4月或同步放化疗第一天至放疗结束后20天
乳腺癌	上肢水肿	八段锦	放疗期间	15~20min/次	1次/日	放疗期间至放疗后1月
非小细胞肺癌	胃肠道反应	八段锦	化疗期间	无	1次/日	从化疗第1天开始，连续10日
恶性肿瘤	化疗肝肾功能损伤	五禽戏（虎戏鹿戏）	紫杉醇联合卡铂方案化疗；KPS≥60分；预计生存≥6月	2遍/次，靶心率（220－年龄－静态心率）×（60%~80%）+静态心率	1次/日	1个化疗周期（约21日）

表 10 肿瘤功能障碍的中医法运动方案

癌种	功能障碍	运动形式	适用条件	持续时间	频率	时程
恶性肿瘤	失眠	24式太极拳	无	稍感疲劳为度	5次/周	10日
乳腺癌、小细胞肺癌、非小细胞肺癌	生活质量	24式太极拳或八段锦	乳腺癌预计生存>1年，肺癌预计生存>3月	20~30min/次	1~2次/日	8周~6月
乳腺癌	负性情绪	24式太极拳	预计生存>1年	20min/次	2次/日	6月
宫颈癌，肺癌、胃肠癌、乳腺癌、肝癌	癌因性疲乏	八段锦	预计生存>6月	15~30min/次	2次/日	2~8周
非小细胞肺癌	肺功能	八段锦	术后>1月；已完成辅助化疗（如需）；ECOG 0－1分；KPS 80－100分；预计生存>6月	30min/次	2次/日	3月
乳腺癌	上肢功能	八段锦前4式	可耐受有氧运动	20~30min/次	3次/日	连续3月
乳腺癌	焦虑抑郁	六字诀中嘘字诀、呼字诀	无	嘘、呼36次	2次/日	8周

（2）中医功法注意事项

①限制运动：骨髓抑制（血小板<75×10⁹/L，血红蛋白<80g/L，白细胞计数<2.0×10⁹/L；中性粒细胞<1.5×10⁹/L）、血糖<5.5mmol/L、发热（口腔温度>38.0℃）时，运动应受到限制，并在专业医护人员指导下进行。造口患者应限制增加腹压的训练，可在医生指导下从低强度运动开始。

②不适用：对于突然出现肿胀、躯体功能障碍或疼痛，应避免使用受影响的身体部位/区域。对于虚弱、头晕或周围感觉神经病变的患者应避免涉及平衡的训练。

（三）运动实施

运动处方应根据常规医学评估及康复评估情况进行个性化定制，以确保安全有效。建议初始进行低至中等强度的运动干预，并在数周内缓慢增加频率、强度和持续时间，逐步达到每周参加150分钟中等强度或75分钟较大强度的有氧运动；每周2~3次主要肌肉群的抗阻训练和定期拉伸。另外，建议对于运动能力受限的患者参加适量的体力活动/运动。

按照运动处方过程适当延长适应期，常需3~4周达到推荐量的运动处方，按照运动处方运动4~6周后进行相关评估，根据评估结果对运动处方进行调整。建议在患者病情稳定后首先在院内或医学健身中心内实施运动处方1~2周，肿瘤患者学会运动方式、监控运动强度及相关练习动作后可以居家运动。

运动模式、强度和运动量需根据运动时间与周期、特定事件、治疗方案的改变进行相应调整。对无禁忌证患者，遵循一般运动指南推荐的运动处方，如可耐受，肿瘤患者运动处方可与健康人群一样，必要时逐渐进行超负荷训练；对身体衰弱或出现新治疗相关不良反应（如淋巴水肿、疲劳、恶心）患者，经评估后遵循制定的运动处方。运动处方应足够灵活，允许肿瘤运动指导师根据患者身体机能状态调整运动处方参数（类型、强度、频率或持续时间）。

（四）运动环境

1. 院内运动康复与远程/居家运动康复

院内运动康复，包括前康复（术前、放化疗前）、围术期（放化疗期）康复、术后康复及门诊康复。专业的院内多学科肿瘤康复团队是肿瘤康复的临床实施主体。肿瘤康复团队参与患者住院管理和出院计划的制定，可减少其30天再入院率和治疗费用。康复团队与患者面对面的交流并指导其康复不可替代，运动康复应贯穿肿瘤治疗全周期。肿瘤患者院内康复目前仍未普及，原因包括但不限于：①部分肿瘤科医生和护理人员对运动康复认识不充分；②肿瘤患者运动指导匮乏，导致肿瘤康复低转诊率；③患者由于时间、交通等因素导致门诊运动康复训练依从性不高。因此在院内康复基础上需要发展远程（居家）运动康复。

远程运动康复，主要依托于现代科学技术（如APP、微信、医院互联网门诊等）已成型的远程交互式沟通软件进行。远程康复具有不受地域控制、减少接触、反馈及时、节约时间费用等优点，可打破上述院内运动康复的局限性。在肿瘤康复过程中，可考虑院内与远程康复结合应用，以增加肿瘤患者体力活动/运动量、依从性和自我效能，提高其生活质量。但在实施时尚存在一些问题，如难以协调治疗师−病人的同步检查，无法进行完整的身体检查，老年肿瘤患者接受度低等。后文将对远程居家运动康复进行详细阐述。

2. 监督下运动康复与无监督下运动康复

通常专业人员监督下的运动比无监督下的运动更加有效且依从性较好，是促使患者保持运动习惯从而达到预计运动效益的重要因素之一。然而，监督下的康复成本较高，不适用所有患者。因此，多学科肿瘤康复团队需对肿瘤患者进行全面评估，判断患者无监督下运动康复的可行性。

3. 团体运动康复与自我运动康复

团体运动有利于促进肿瘤生存者坚持运动，获得更好的康复效果。近年来，太极拳、八段锦、气功等中国传统运动逐渐应用于肿瘤康复，在改善肿瘤患者焦虑抑郁、疼痛、疲劳、睡眠、生活质量等方面取得良好效果。有氧舞蹈、太极拳、康复健肺八段操等运动方式进行团体运动更有利于实施康复计划。

因此，在实施运动计划时，多学科肿瘤康复团队需在全面评估基础上为患者选择合适的运动环境，及时提供转诊建议，以提高患者的运动康复积极性、依从性与安全性。

三、运动安全性

（一）安全性监测

由于疾病本身及抗肿瘤治疗的特殊性，肿瘤患者应动态监测体力活动/运动的安全性，在一些特殊时期和状态下应停止运动测试和训练；在机体具有潜在安全风险时，建议在医学监督下调整训练强度并做好相应防范措施。表11列举了肿瘤治疗期间身体各系统的运动禁忌证及注意事项。

表11　肿瘤治疗期间身体各系统的运动禁忌证及注意事项

系统	运动测试和训练的禁忌证	防范措施要求
血液系统	重度骨髓抑制	血小板$(50\sim100)\times10^9$/L:避免增加出血风险的测试或运动(如接触性运动) 中性粒细胞绝对计数$(0.5\sim2)\times10^9$/L:预防感染,避免可能增加细菌感染风险的活动(如游泳) 血红蛋白 $100\sim120$g/L:谨慎进行极量测试
肌肉骨骼系统	极度疲劳和肌肉无力 承重骨骨转移 严重恶病质(病前体重下降35%) KPS评分 < 60分	任何疼痛或痉挛:需谨慎运动,进行医学评估 骨质疏松/骨转移:避免对脆弱的骨骼部位施加较大强度运动,预防跌倒 肌肉量减少者:采用低强度运动 恶病质:需谨慎运动,采用多学科方法的锻炼
	上肢和肩部急性肿胀	避免涉及上半身运动
	腹股沟、会阴部或下肢急性肿胀	避免涉及下半身运动
循环系统	急性感染	禁止运动
	发热性疾病:发热 > 37.8℃ 全身不适	避免运动,直到症状消失 > 48小时

系统	运动测试和训练的禁忌证	防范措施要求
胃肠系统	严重的恶心	需谨慎运动,推荐多学科方法/与营养医生协商
	脱水	补充电解质饮料和水保证足够的营养(避免低钠血症)
	24~36小时内严重呕吐或腹泻	禁止运动
	营养不良:液体和/或摄入不足	禁止运动
	造瘘口	避免接触性运动(冲撞风险)和负重运动(疝气风险)
心血管系统	胸痛	禁止运动
	静息心率>100次或<50次	建议在医学监督下进行运动测试和训练
	静息收缩压>145mmHg和/或舒张压>95mmHg	需谨慎运动
	静息收缩压<85mmHg	需谨慎运动
	未控制的心律失常	禁止运动
呼吸系统	呼吸困难	轻度至中度呼吸困难:避免极量测试
	咳嗽、气喘	避免摄氧量大的活动
	深呼吸时胸痛加重	避免运动

系统	运动测试和训练的禁忌证	防范措施要求
神经系统	共济失调/头晕/周围感觉神经病变	在参加运动前,应评估身体稳定性、平衡和步态;根据指征考虑进行平衡训练;如果神经病变影响稳定性,应考虑其他的有氧运动（如固定式自行车、水中有氧运动）;进行手持重量的锻炼时,监测手部的不适状况;考虑使用有软物衬垫/涂胶的哑铃、和/或戴衬垫手套（如自行车手套）
	认知障碍	确保患者能够理解并遵循指导
	定向障碍	采用有良好支撑的姿势进行锻炼
	视力模糊	避免需要平衡和协调的活动

（二）运动风险和防范

根据运动风险事件所造成的机体损害部位、程度,将运动风险分为运动心血管疾病风险、运动性损伤风险、运动性病症三类,肿瘤患者还需额外注意肿瘤特异性运动损伤风险。

运动应循序渐进。运动时如出现头晕、头痛、胸闷气短、共济失调、胸痛等不适症状,或心电图显示心肌缺血、心律失常等,应终止运动,由专科医师评估并排除风险后,再恢复运动。

1. 运动心血管疾病风险及其防范

运动中发生的心血管事件主要包括心绞痛、急性心肌梗死、严重的心律失常（如室速、室颤等）、心源性猝死等。一般情况下，心血管功能正常个体进行中等-较大强度运动引起心血管事件风险较低。对已经确诊心血管疾病患者或接受具有心脏毒性的控瘤治疗的患者，在进行较大强度运动时心血管疾病风险明显上升。因此建议这些肿瘤患者进行中等强度到较大强度运动之前必须接受医学评估或运动测试。

2. 运动损伤性风险及其防范

运动过程中损伤风险主要指肌肉、骨骼和关节的损伤，包括急性损伤和慢性劳损。常见的急性损伤包括关节扭伤、肌肉拉伤、跌伤等；慢性损伤主要包括骨关节炎和劳损。

大多数患者在进行低至中等强度体力活动时肌肉、骨骼和关节损伤的可能性很小，然而，合并骨转移/严重骨质疏松或接受具有外周神经毒性的抗肿瘤治疗的患者发生运动损伤的风险增加。对于高风险患者应降低运动强度，运动前做好准备活动、运动后做好整理活动，能有效减少运动中的心血管事件和运动损伤。长期单一形式的运动、体重大、运动量过大也是造成骨关节劳损的原因之一，肿瘤患者应采用多种形式的运动，避免一次运动时间过长，盲目追求运动量。此外，减少静坐少动时间，减少步行下山、跪坐、长时间屈膝、反复蹲起等运动或动作，登楼梯的时间不宜过长，不要在水泥地上跳绳、打球，都是预防运动损伤的有效措施。

3. 运动性病症及其防范

常见的运动性病症有运动性中暑、运动性脱水、运动性腹痛、低血糖、晕厥等。在炎热季节，建议选择适宜环境进行运动，运动前中后适当饮水，降低运动强度、缩短运动时间，是预防运动性中暑和运动性脱水的有效方法；避免在空腹状态下运动、一次运动时间不超过60分钟、运动时避开降糖药作用的高峰期，是预防运动性低血糖的有效方法；减少运动中体位变化过大的动作、运动后做好整理活动，是预防晕厥的有效方法。

4. 肿瘤特异性运动损伤风险防范

下述肿瘤患者因疾病和治疗的特殊性应注意肿瘤特异性运动损伤：①乳腺癌患者：上肢和肩部障碍发生率高，进行上肢和肩部的运动时，需采取积极的预防措施；对伴有淋巴水肿的患者，运动时应穿戴松紧适宜的服装；注意防范使用激素治疗、骨质疏松或骨转移患者可能出现的骨折风险。②前列腺癌患者：注意防范接受雄激素阻断治疗、骨质疏松或骨转移患者的骨折风险。③结肠癌有造口的患者：运动应特别注意避免腹压升高。④多发性骨髓瘤患者：参照骨质疏松症患者进行运动康复治疗。⑤妇科肿瘤患者：进行下半身运动可能出现下肢水肿；对伴淋巴水肿患者，运动时应穿戴松紧适宜服装。⑥体内留置导管、中心静脉置管或胃管留置患者，以及正在接受放疗患者，应避免游泳或水中运动。

第三章

以功能障碍为核心的
运动处方

一、肿瘤相关性疲乏

（一）肿瘤相关性疲乏的定义

肿瘤相关性疲乏（cancer-related fatigue，CRF）是指与最近的体力活动量不成比例并干扰日常生活活动的疲乏感，是一种与肿瘤或肿瘤治疗相关的持续存在的主观体验。主观体验、持续存在、与最近活动量不成比例、干扰日常生活活动是CRF的四大重要特征。

CRF无法完全依赖客观指标来诊断，常需结合患者病史、症状描述，且一般需持续2周以上方可诊断。如患者疲乏是由与疲乏感程度相当的体力活动所致，属正常生理现象，不在本指南讨论范围之内。当患者描述的疲乏影响到日常功能即导致功能障碍时属于CRF，需参照本指南干预。

CRF很常见，约发生在70%~100%肿瘤患者中，可引起患者强烈痛苦症状，由于对其认识不足，在临床上常被忽略。

（二）CRF的原因

关于CRF的确切病因、加重和缓解因素的证据有限。目前，普遍认为CRF由以下原因导致：①肿瘤负荷直接影响；②控瘤治疗不良反应；③肿瘤导致的并发症：如贫血、营养不良、甲状腺功能减退、感染等；④肿瘤伴随精神心理状态异常，如抑郁症、焦虑症、严重失眠等均会有疲乏的躯体化症状。

（三）CRF的筛查

CRF主要采用数字评分表筛查。由患者根据近1周的疲劳状态自评，0表示无疲乏，10表示能想象的最严重的疲乏，3分及以下为轻度疲乏，7分及以上为重度疲乏。

轻度CRF可通过健康宣教缓解，建议对这部分患者健康宣教后再次筛查，中至重度CRF需行进一步评估，并采取相应运动干预手段。

除数字评分表外，还有其他量表可供筛查，如：简短疲劳清单（brief fatigue inventory，BFI）、欧洲肿瘤研究与治疗组织生活质量问卷（EORTC QLQ-C30）、埃德蒙顿症状评估量表（edmonton symptom assessment system，ESAS）等，但这些量表评估过程较为烦琐，可及性和操作性不强，不推荐在临床广泛使用。

（四）CRF的评估

评估可在肿瘤发展任何阶段或控瘤治疗的任何阶段进行，且需在干预后及时复评，评估内容见表12。

表12　CRF评估内容

病史和体格检查	合并症或共病情况	实验室检查	其他检查项目
1. 起病时间、症状特征、持续时间 2. 加重和缓解因素 3. 肿瘤的治疗状况 4. 对疲乏的干预情况 5. 系统回顾 6. 经济状态 7. 社会支持情况	1. 营养状态 2. 癌痛 3. 贫血 4. 感染 5. 骨质疏松或关节炎 6. 久坐或肌肉萎缩 7. 情绪障碍 8. 睡眠障碍	1.血常规 2.肝肾功能 3.电解质 4.甲状腺功能 5.其他	1.骨转移患者行骨扫描或核磁共振 2.接受过心脏毒性药物的患者行心电图、超声心动图等心功能检查 3.肺癌或肺部不适患者行肺功能、胸部CT检查 4.其他

（五）CRF的运动干预

CRF干预手段分为药物性和非药物性干预，非药物干预又包括运动干预、心理治疗、营养支持治疗、芳香疗法、音乐疗法等多种形式。本指南仅讨论运动干预策略。

过去，肿瘤患者如感疲乏，会被鼓励休息。目前理念认为，休息会导致肌肉消耗和心肺功能下降，从而导致疲乏加剧；运动有助于改善心肺功能，缓解CRF。因此，应尽可能鼓励肿瘤患者进行运动。

经评估的中高危患者，必须由康复科医师或其他专业医师根据患者个体情况制定具体运动方案，并在医学监督下进行康复运动；对低危患者，可以采用居家方式运动，从低强度开始，如能耐受，可逐步增加运动强度至储备心率的60%~80%。

CRF推荐运动处方如下。

表13　CRF推荐运动处方

运动方式	强度	时间	频率
有氧运动,推荐步行[a]	中等强度	30min/次	3次/周
抗阻练习[b]	中等强度	2组,12~15次/组	2次/周
有氧+抗阻组合运动[c]	中等强度	有氧运动 30min/次 抗阻运动 2组,12~15次/组	3次/周
太极拳[d]	不适用	40~60min/次	3次/周
瑜伽[e]	不适用	40min/次	8次/周

a.有氧运动，推荐步行运动，每周3次以上，每天连续或分段累计30分钟，每周150分钟左右，持续12周见效，强度建议为：65% HR_{max}，45% VO_{2max}，RPE 12。

b.抗阻运动，在物理治疗师指导下进行，每周2次，每次做2组，每组12~15次重复，持续12周见效。推荐的阻力动作包括：上半身划船运动、推拉运动、挥杆运动、胸部拉伸和肱二头肌拉伸运动；下半身下蹲运动、以台阶为辅助前踢腿、侧踢腿、后踢腿。强度建议为：60% 1-RM、RPE 12。

c.组合运动，每周2次，每次60分钟，运动内容包括：热身运动10~15分钟，内容是直立或坐姿的大肌肉群有氧运动，或者骑自行车；肌肉训练和有氧耐力训练30分钟，具体为：台阶上上下下踩踏、站在蹦床或厚垫上重量转移训练、滑轮或弹性阻力带上肢肌力训练、腹部和背部伸展运动、下肢肌肉训练、固定式自行车或跑步机行走；伸展放松运动10~15分钟。组合运动持续8周见效。强度建议为：有氧训练：65% HR_{max}、45% VO_{2max}、RPE 12；抗阻力训练：60% 1-RM、RPE 12。

d. 太极拳，每周3次，每次40~60分钟或分段完成，持续8~12周见效。

e. 瑜伽，每周8次，每次40分钟或分段完成瑜伽动作，也可以40分钟瑜伽动作外再配合10分钟呼吸技巧，25分钟冥想。

二、心肺耐力下降

（一）肿瘤患者心肺耐力下降的定义

恶性肿瘤患者心肺耐力下降是指肿瘤或肿瘤治疗导致机体持续运动时运送和利用氧的综合能力下降，运动强度稍有增加，患者可表现为气喘吁吁、心率显著加快、疲劳等症状。

（二）肿瘤患者心肺耐力下降的原因

肿瘤患者心肺耐力下降的原因主要包括：①术后肺部并发症（postoperative pulmonary complications，PPCs），包括肺炎和肺不张，发生在大约20%~40%的肿瘤患者中；②肿瘤相关并发症，如肿瘤压迫肺组织、癌性胸腔积液/心包积液等；③控瘤治疗的直接或间接损害；④重度吸烟史或合并心肺基础病；⑤长时间卧床、营养不良、肌肉减少和恶病质。

（三）肿瘤患者心肺耐力下降的筛查

肿瘤患者心肺耐力下降的筛查应首先病史采集，排除存在运动禁忌的肿瘤患者，如未控制心脏疾病（严重心律失常、心肌梗死）、严重肺炎、未控制哮喘及其他存在运动禁忌的情况。

心肺耐力主要采用美国纽约心脏病学会（NYHA）的心功能分级方案进行筛查（表14）。筛查结果为Ⅰ级的患者，心肺耐力良好，可给予较大强度运动训练；Ⅱ~Ⅲ级患者需进一步评估心肺耐力状态，并制定个体化干预方案；Ⅳ级患者无法耐受运动训练，需在临床干预病情好转后安排心肺功能评定与训练。

表14　NYHA心功能分级

分级	表现
Ⅰ级	患者有心脏病，但日常活动量不受限制。一般体力活动不引起过度疲劳、心悸、气喘或心绞痛
Ⅱ级	心脏病患者的体力活动受到轻度的限制，休息时无自觉症状，但平时一般活动下可出现疲劳、心悸、气喘或心绞痛
Ⅲ级	心脏病患者体力活动明显受限制。小于平时一般体力活动即可引起过度疲劳、心悸、气喘或心绞痛
Ⅳ级	心脏病患者不能从事任何体力活动，休息状态下也出现心衰症状，体力活动后加重

（四）肿瘤患者心肺耐力下降的评估

对筛查存在心肺耐力下降者进行评估，针对性制定训练方案，并在干预后及时复评。

肿瘤患者心肺耐力最常用评估方法是症状限制性运

动试验或心肺运动试验获得最大摄氧量（VO_{2max} 或 VO_{2peak}），体弱患者可采用6分钟步行试验。VO_{2max} 可提供临床相关诊断和预后信息，它与围术期和术后并发症呈负相关，是生存独立预测因子。6分钟步行试验与肿瘤患者死亡风险相关。

（五）肿瘤患者心肺耐力下降的运动处方

肿瘤患者心肺耐力下降干预手段分为药物性和非药物性干预，非药物干预又包括运动训练、呼吸训练、营养支持治疗等多种手段。本指南仅讨论运动处方。

用于改善心肺耐力的运动形式主要是有氧训练、抗阻训练和高强度间歇训练（HIIT）。另外，瑜伽、普拉提、中医功法、水中运动也已证明可改善肿瘤患者心肺耐力。对低危患者，可采用居家方式运动，从低强度开始，如能耐受，可逐步增加运动强度至最大储备心率40%~59%；中高危患者应在康复医生或治疗师监护下运动训练，以保证运动安全性。

肿瘤患者心肺耐力下降推荐运动处方如下。

表15　心肺耐力下降推荐运动处方

运动方式	强度	时间	频率
有氧运动[a]	中等强度	≥150min/周	3~5次/周

续表

运动方式	强度	时间	频率
有氧运动[b]	较大强度	≥75min/周	3次/周
HIIT[c]	高强度与休息或低强度交替	≥20min/次	3次/周
HIIT（功率车）[d]+抗阻训练	15s 100% W_{peak} 与15s休息交替	30min/次	3次/周
有氧运动(功率车)[e]	较大强度	20~45min/次	3~4次/周
体力活动[f]	中到较大强度	≥150min/周	3次/周

a.推荐中等强度的有氧训练方案作为改善恶性肿瘤患者心肺耐力的普适方案，每周3次以上，每天至少30分钟，可以连续完成或分次累计，每周≥150分钟，持续12周见效。

b.推荐较大强度运动方案用于改善运动能力较好的恶性肿瘤患者心肺耐力，每周3次，每天30分钟左右，可以连续完成或分次累计，隔天进行，每周≥75分钟，持续6周。

c.推荐HIIT用于改善恶性肿瘤患者心肺耐力的普适方案，每周3次，每次至少20分钟，运动强度>85%HR_{max}与休息或低强度交替，持续8周见效，术前应用效果最明显。

d.推荐早于Ⅲa期的非小细胞肺癌患者在术前开展运动训练，可降低术后PPCs发病率和死亡率。运动处方为根据心肺运动试验结果设定的监护下功率车训练，每次30分钟，包含2组10分钟的15秒100% W_{peak}和15秒休息交替的HIIT训练和5分钟准备活动和5分钟整理运动，联合抗阻训练。

e.有证据显示乳腺癌患者采用较大强度有氧运动心肺耐力的改善；连续和间歇性有氧训练都能有效地提高VO_{2max}，例如固定于70%VO_{2max}或55%~95%VO_{2max}不等的训练强度，每周3~4次，一共16周。

f.推荐乳腺癌患者每天都要进行体力活动，且每周至少进行150分钟的中等到较大强度体力活动或至少75分钟的较大强度有氧运动。每周体力活动超过7.5 MET-h（强度为3 MET，150分钟）可能降低乳腺癌35%的复发率。

三、盆底功能障碍

（一）盆底功能障碍的定义

盆底功能障碍（pelvic floor dysfunction，PFD）是盆底结构功能损伤、缺陷、功能障碍而引起的疾病，临床表现主要为尿失禁、大便失禁、盆腔脏器脱垂、性功能障碍、慢性盆腔痛等。前列腺癌、结肠癌、直肠癌等盆腔脏器肿瘤患者在接受外科手术放化疗等相关治疗后常引起盆底功能障碍，影响生活质量。

（二）PFD的原因

PFD主要发生在前列腺癌和结直肠癌。肿瘤患者发生PFD的原因与肿瘤及手术导致盆腔脏器和盆底组织解剖和生理发生改变有关。如前列腺癌患者在接受前列腺切除术、外照射、近距离放疗和雄激素剥夺治疗后，70%~92%会出现性功能障碍、尿失禁。高达80%结直肠癌患者经历排便习惯改变，包括大便失禁、次数增多、急迫感和排空困难，40%症状严重。肠道重建后最初6~12个月内，患者盆底功能有部分可自然恢复，但常随后进入平台期，症状经常持续10年以上。

（三）PFD的筛查

PFD常采用盆底功能障碍问卷（pelvic floor distress

inventory-short form 20，PFDI-20）进行筛查，了解患者是否存在尿频、尿失禁、排便困难、脏器脱垂、下腹或生殖道不适等问题，以用于进一步评估并确定治疗方案。

（四）PFD的评估

PFD的评估包括尿失禁、大便失禁的严重程度、盆底肌的力量等。对存在尿失禁患者，建议使用国际尿失禁咨询委员会尿失禁问卷表（ICI-Q-LF）明确患者尿失禁的严重程度和对日常生活、性生活的影响。对存在大便失禁者，建议采用Wexner大便失禁分级（wexner incontinence score，WIS）评定大便失禁严重程度，WIS评定粪便的形态、肠胃气失禁、穿戴护垫及生活方式4各方面共5项内容，每项0~4分，总分20分，分数越高失禁越严重。盆底肌的力量可用直肠或阴道电极进行表面肌电图检测多个指标，包括静息状态、快速收缩、持续收缩和耐久收缩状态的平均肌电值（AEMG）、中位频率值（MF）等指标，可用于个体化盆底肌训练方案的制定和效果评估。

（五）PFD的运动处方

PFD的干预手段分为药物性和非药物性干预，非药物干预又包括盆底肌训练（pelvic floor muscle exercise，

PFME）、运动干预、心理治疗、营养支持治疗等多种手段。本指南仅讨论运动处方。

运动疗法能减少前列腺癌治疗引起的不良反应，特别是在雄激素剥夺和放疗后，盆底肌训练可改善术后3~6个月的尿失禁，推荐前列腺癌患者术后早期实施PFME。长期的有氧、阻力、柔韧性和盆底肌训练可显著减少前列腺癌患者泌尿系及肠道症状，改善身体状况、情绪和社会功能。前列腺癌术前热量限制和有监督的慢走及拉伸可改善其性功能障碍。在前列腺癌、膀胱癌和卵巢癌患者中，身体活动水平较高与性功能较好有关。

结直肠癌切除术后患者经过盆底肌训练可改善排便功能。其他盆腔肿瘤如子宫内膜癌、宫颈癌等相关研究较少。PFD的运动处方推荐如下。

表16 PFD推荐运动处方

运动方式	时间	频率
术后早期接受PFME[a]	10~15次收缩（收缩持续时间5~10s，放松持续时间10~20s）	每天3~4次
有氧训练[b]	30min	6次/周
有氧训练+心血管运动+抗阻训练的系列运动[c]	20~30min	1~6个月，12次/周；7~12个月，6次/周

运动方式	时间	频率
中等强度的有氧训练+抗阻训练[d]	有氧30min + 抗阻15min	5次/周
有氧训练+抗阻训练[e]	放疗期间60min 放疗后80min	放疗期间5次/周；放疗后3次/周
有氧+抗阻+柔韧性运动+FME[f]	60min	3次/周
瑜伽+抗阻+有氧运动[g]	60min	3次/周

a. 推荐前列腺切除术后尿失禁（post prostatectomy incontinence，PPI）的患者术后早期接受PFME以改善尿失禁症状。在康复治疗师监督下辅以生物反馈疗法进行PFME。PFME应在拔除导尿管后48小时开始，根据尿失禁程度进行6~12个月的治疗。推荐每天3~4次训练，每次10~15次收缩（收缩持续时间5~10秒，放松持续时间10~20秒），可在坐着、卧位或站立位进行。推荐结直肠癌切除术后盆底功能障碍患者接受盆底肌训练以改善排便功能，但目前尚无一致的训练方案。推荐接受雄激素剥夺治疗的前列腺癌出现性功能障碍的患者接受有监督的抗阻和中等强度到较大强度的有氧运动能有效改善性功能。

b. 有氧训练每周锻炼6次，每天30分钟，持续52周。

c. 设计有氧训练、心血管运动（20~30分钟）、抗阻训练的系列运动，前6个月最多重复12次，第7~12个月最多重复6次。

d. 30分钟有氧训练和15分钟抗组训练，中等强度（65% HR_{max}），每周5次，持续22周。

e. 有氧训练和抗阻训练联合治疗，放疗期间每周5次，每次60分钟，持续8周，放疗后每周3次，每次80分钟，持续10个月。

f. 前列腺癌放疗期间推荐进行有氧、抗阻、柔韧性运动和PFME，每次60分钟，每周3次，持续4周。

g. 前列腺癌放疗期间推荐进行瑜伽、抗阻和有氧运动，每次60分钟，每周3次，持续4周。

四、淋巴水肿

（一）淋巴水肿的定义

淋巴水肿（lymphedema，LE）是外部或自身因素引起的淋巴管输送障碍造成的渐进性发展的疾病，早期以水肿为主，晚期以组织纤维化、脂肪沉积和炎症等增生性病变为特征。LE分为原发性LE和继发性LE。其中，继发性LE最常见原因是肿瘤压迫淋巴管以及手术或放疗破坏局部淋巴回流。上肢LE多见于乳腺癌术后，下肢LE多继发于妇瘤术后。

（二）肿瘤相关性LE的病因

肿瘤相关性LE的原因主要包括患者相关因素、肿瘤进展相关因素及治疗相关因素等方面。具体如下：

（1）高龄（≥60岁）；

（2）BMI≥25（尤其是BMI＞25）的肥胖患者；

（3）高血压；

（4）FIGO分期Ⅲ-Ⅳ期的妇科肿瘤；

（5）放疗（尤其是乳腺癌患者的局部淋巴结放疗）；

（6）淋巴结清扫（行盆腔淋巴结清扫或腹股沟淋巴结清扫的妇科恶性肿瘤患者，以及行腋窝淋巴结清扫的乳腺癌患者）；

（7）伤口感染，术后蜂窝织炎；

（8）行含多西他赛的辅助化疗的乳腺癌患者。

（三）LE的筛查

体积测量法是国内临床常用的筛查手段，患侧体积较健侧>200ml或10%被广泛认可为LE诊断标准阈值。

1. 周径测量法

即利用卷尺在患者肢体的明显体表标志处，间隔一定距离测量周径，根据公式将周长换算成体积。如上肢可取五点测量：手臂远端尺骨茎突中点为测量起点，从该点开始往手臂近端每10cm测量一次，一直测量到40cm处。下肢可测量膝部及上下10cm、20cm、30cm共7个部位的周长。其中C1和C2为测量段上下两点的臂围，h为测量段的长度即10cm；整个肢体体积则为各段体积之和。

2. 水置换法测量

将肢体浸入盛满温水容器内，利用公式$V=r^2h$测量溢出水的体积，r为桶内径，h为水面高度变化值，测量2次，取均值。或对此部分水称重后计算体积。如患者肢体存在外伤、感染、丹毒及蜂窝织炎等并发症，则为测量禁忌。

除此以外，Perometer、多频生物电阻抗分析法、皮肤纤维化测量仪等技术的成熟也会给LE测量方法带来新信息。

（四）LE的检查评估

LE检查评估主要包括主观检查和客观检查项目，详见表17。

表17　LE的检查评估

主观检查与评断		客观检查项目
病史	症状评价	1.核素成像法，注射造影剂后进行动态性检查 2.磁共振淋巴造影，通过皮内/皮下注射水溶性的小分子顺磁性含钆造影剂后行MRI检查 3.超声检查 4.其他
1.患者的年龄、体质量、一般健康状况 2.肿瘤的发病时间、部位、分型 3.手术方式、术后放化疗 4.水肿出现时间、进展过程和临床表现	1.患肢肿胀:最显著 2.皮肤异常（色素沉着、紧绷感、麻木感） 3.肢体沉重、运动功能减弱 4.疼痛（乳腺癌术后水肿侧可能伴发神经损伤、炎症或肿瘤压迫）	

根据LE检查评估，将其程度分为轻度水肿、中度水肿、重度水肿。LE严重程度分级为：

轻度：患肢肢体体积大于健侧 < 20%（对水肿肢体加压可出现凹陷，肢体抬高时水肿大部分消失，无纤维化样皮肤损害）。

中度：两侧体积差20%~40%（加压时，水肿肢体不出现凹陷，肢体抬高时水肿部分消失，有中度纤维化）。

重度：患肢肢体体积大于健侧>40%（出现象皮肿样皮肤变化）。

（五）LE的治疗

尚无彻底治愈LE的方法，现多采用针对病因和症状的多模式治疗方法。治疗目标是延缓疾病进展、减轻患肢肿胀程度及恢复淋巴回流功能。保守治疗可用于症状比较轻的早期LE，包括体位或手法淋巴引流，或穿戴多层弹性压力绷带或功能锻炼，也可做仪器辅助治疗、心理引导、皮肤护理、均衡饮食及生活习惯调整等治疗。手术治疗方法较多，包括淋巴管静脉吻合术、淋巴组织移植术等。

适度运动可刺激肌肉收缩、促进淋巴回流，可在运动的同时配合弹力衣物或利用水的流体静脉压对患肢产生压迫，水下自我按摩等运动的水疗法也可有效消肿、降低患肢体积。在专业人员监督下每周2~3次，从低强度开始渐进上肢大肌群抗阻运动，可改善LE症状，且不会诱发LE抗阻力运动/力量训练可通过多次重复的动作刺激肌肉的收缩，从而促进淋巴引流。有氧运动可加强淋巴管的适应性，提高机体有氧代谢能力，有利于减轻水肿。

（六）LE的常见运动

1. 上肢LE消肿治疗的功能锻炼

（1）活动肩部和肩胛部；

（2）消肿锻炼：患侧上肢屈曲或伸展活动，手掌伸握拳运动；

（3）伸拉锻炼：伸拉胸肌和斜方肌；

（4）呼吸锻炼：做扩胸呼吸。

2. 下肢LE消肿治疗的功能锻炼

（1）站立或坐姿时活动踝关节；

（2）消肿锻炼：患侧下肢屈曲或伸展活动或用不同速度原地踏步；

（3）伸拉锻炼：伸拉腓肠肌群、大腿肌肉和股直肌；

（4）呼吸锻炼：做好深呼吸。

（七）LE的运动处方

LE患者应在专业人员指导下进行运动锻炼。在运动前后应进行5~10分钟热身和放松活动，运动时应使用加压衣物，如压力袖套。团体或监督下进行锻炼能有效提高患者运动依从性。患者运动期间及时评估，若水肿加重或出现手臂疼痛、发红等，应停止运动并咨询治疗师或医护人员。LE推荐运动处方如下。

表 18 LE 推荐运动处方

运动处方名称	运动类型	运动强度	频率与时间	运动量
热身运动处方	髋关节、膝关节、肩关节、肘关节的屈伸活动、原地踏步运动	中低强度	有氧运动及力量训练前，5~10min	不适用
有氧运动处方	快走、慢跑、游泳、有氧健身操、太极、八段锦等	中低强度	每周 150min 可连续完成，可多次完成但每次≥10min	每周 ≥500~1000MET－min/wk
力量训练处方	上肢：手臂推墙、胸部推举墙前、侧平举，肘部弯曲、臂弯举和三角肌伸展下肢：椅子蹲坐、椅子腿抬高、小腿抬高与小腿内收	自低强度起逐步过渡至中等强度	每周 2 次，同一肌群间隔练习时间为 48h	40%~50%1-RM，每组15~20次；每1~2周增加 5%~10% 1-RM，逐步过渡到中等强度，即50%~70%1-RM，每次2组，每组15~20次

运动处方名称	运动类型	运动强度	频率与时间	运动量
柔韧性运动处方	躯干及上、下肢主要肌腱肌肉运动	各动作在不引发患肢疼痛的前提下维持伸展动作30~60s	每周2~3次	不适用
整理运动处方	髋关节、膝关节、肩关节、肘关节的屈伸活动、原地踏步运动	中低强度	有氧运动或力量训练后进行,5~10min	不适用

五、癌因性疼痛

（一）癌因性疼痛的定义

癌因性疼痛（cancer pain，CP）是指由肿瘤、肿瘤相关性疾病以及控瘤治疗引起的疼痛，是晚期肿瘤患者常见的症状之一，严重影响肿瘤患者生存质量。

（二）CP的病因

肿瘤患者出现CP的原因主要包括躯体因素和社会-心理因素。躯体因素主要包括：①肿瘤本身引起，包括肿瘤本身浸润和转移导致压迫骨、神经、内脏、皮肤、软组织等；②肿瘤治疗有关，包括手术切口疤痕、术后神经损伤、化疗后栓塞性静脉炎、中毒性周围神经病变以及放疗后局部损害和周围神经损伤纤维化；③肿瘤相关因素，如衰弱、不动、便秘、褥疮、肌痉挛等；④其他因素，如骨关节炎、动脉瘤、糖尿病末梢神经痛等。社会-心理因素主要包括恐惧、焦虑、抑郁、愤怒、孤独等。

（三）CP的评估

建议对所有恶性肿瘤患者进行疼痛筛查，在此基础上进行详尽的CP评估。CP评估是合理、有效进行止痛治疗的前提，应当遵循整合医学"常规、量化、全面、动态"的原则。对CP患者，应将疼痛评估列入护理常规监测和记录的内容。CP全面评估是指对肿瘤患者的疼痛及相关病情进行全面评估，包括疼痛病因和类型、疼痛发作情况、止痛治疗情况、重要器官功能情况、心理精神情况，家庭及社会支持情况以及既往史等。CP动态评估是指持续、动态地监测评估患者的疼痛症状及变化情况，包括疼痛病因、部位、性质、程度变化情况、爆发性疼痛发作情况、疼痛减轻和加重的因素，止痛治疗的效果以及不良反应等。CP量化评估是指采用疼痛程度评估量表等量化标准来评估患者疼痛主观感受程度，需要患者的密切配合。CP的量化评估，通常使用数字分级法（NRS）、面部表情评估量表法及主诉疼痛程度分级法（VRS）三种方法。详见CACA指南"癌痛"相关章节。

（四）CP的运动处方

CP应当采用综合治疗原则，根据患者病情和身体状况，应用恰当止痛治疗手段，使疼痛控制在NRS（0-3）分。本指南仅讨论非药物治疗中的运动处方部分。

在评估患者安全可行的前提下，有氧运动、抗阻运动、有氧运动联合抗阻运动是改善CP的主要运动方式。推荐成年肿瘤生存者每周累积至少150~300分钟的中等强度有氧运动，或75~150分钟较大强度的有氧运动，每周至少2天进行抗阻运动，在进行有氧运动和阻力运动时，结合平衡能力和柔韧性运动。

抗阻和有氧运动能改善关节疼痛及肢体僵硬的状况，提升生活品质。中等强度有氧运动如走路或慢跑，可以增加血氧含量，加速机体修复，减缓疼痛。渐进式短时间的抗阻练习如伸展、举哑铃，可增强肌力和改善柔韧性，进而舒缓关节及肌肉酸痛。如果体力状况稳定，推荐每周运动量应至少3天，首先10~15分钟简单动作，待体力许可时，运动时间可增加到30分钟。

具体运动处方的制定是因人而异的，必须遵循量力而行、循序渐进的原则，同时需要在康复科医师或其他专业医师的评估和指导下进行，并根据患者适应情况随时修改。

CP的推荐运动处方如下。

表19　CP患者运动处方

运动方式	强度	时间	频率
有氧运动[a]	中等强度	≥150min/周	3~4次/周
体力活动[b]	中到较大强度	≥90min/周	大于3次/周
抗阻运动[c]	中等强度	≥90min/周	大于2次/周

a.有氧运动，推荐走路或慢跑，运动强度50%~85% HR_{max}，每周3~4次，每次至少30分钟，每周大于150分钟左右。

b.体力活动，乳腺癌患者在接受芳香转化酶抑制剂药物治疗时，常会伴随关节疼痛及肢体僵硬，成为停药的原因之一。推荐接受芳香转化酶抑制剂药物治疗的乳腺癌患者每天都要进行体力活动，且每周至少进行90分钟的中到较大强度体力活动。

c.抗阻练习，推荐伸展、举哑铃等，建议每周进行大于2次的渐进式短时间中等强度抗阻练习，可以舒缓关节及肌肉酸痛。

d.部分乳腺癌病人由于术后疼痛造成患侧上肢运动受限，早期进行肢体功能锻炼可使患侧肢体的关节、肌肉尽快恢复功能。推荐运动方案：术后1~3日（卧床锻炼）每日可伸指、屈腕、握拳运动50~100次；术后3~4日，可每日练坐位曲肘运动50~100次；术后5~8日，可练习用手摸对侧肩及对侧手；术后9~13日，可练患侧上肢伸直、抬高和内收、屈曲。动作要求：使肩关节前曲90°。上肢平伸用健侧手托扶患侧的肘部练习肘关节屈曲活动，每曲肘90°，握拳，再伸肘90°，伸指，为一个回合。

六、肿瘤相关性肌肉减少症

（一）肿瘤相关性肌肉减少症的定义

肌肉减少症（sarcopenia，SAR）指年龄相关骨骼肌功能丧失以及肌肉质量的减少。临床主要表现为机体活动功能障碍，继而增加跌倒、骨折及死亡风险。肌肉减少症在老年人群发生率高。据统计，在60~70岁老人中肌肉减少症患病率约为5%~13%，在80岁以上为11%~50%。肿瘤患者处于高分解代谢和低合成代谢状态，做好肿瘤患者营养筛查和评估，及时发现肿瘤相关性SAR，并给予有效干预，对患者的长期生存具深远意义。

（二）肿瘤患者SAR的原因

肿瘤患者SAR主要与促炎因子、食欲下降等原因有关。一方面，促炎因子、转录因子核因子-κB（nuclear factor-kappa B，NF-κB）以及身体能量过度消耗的高代谢状态会加速肌肉蛋白质分解；另一方面，肿瘤患者食欲下降和厌食引起的继发性症状如恶心、抑郁、疼痛、吞咽困难、口腔炎症等导致能量摄入减少，以及部分肿瘤患者肌肉生长抑制素水平增高、性激素不足等均可引起肌肉蛋白质合成不足，最终导致SAR的发生。

（三）SAR的筛查

推荐65岁以上老年人每年或在重大健康事件发生后进行SAR的筛查。可以使用步行速度或者简易五项评分问卷（strength，assistance in walking，rise from a chair，climb stairs and falls，SARC-F）筛查，筛查存在风险者应进行进一步评估。

（四）SAR的评估

为了评估并定义SAR，需客观量化骨骼肌质量和功能。

1. 肌肉质量的量化方法

CT和MRI是用于评估肌肉质量的金标准。由于费用高且不常规开展，很大程度上限制了在临床实践的应用。

双能 X 射线吸收法（dual energy x-ray absorptiometry，DXA）主要用于骨密度评估，但也可评估瘦肌肉量。DXA 使患者暴露在最小辐射下，是医学研究和临床实践中 CT 和 MRI 的首选替代方法。

生物电阻抗分析（bioimpedance analysis，BIA）可估计脂肪和瘦体重的量。价格低廉，使用方便，重复性好，且适用于门诊和卧床患者。此外，BIA 结果与 MRI 有很好相关性。因此，BIA 可能是替代 DXA、CT 和 MRI 的一种简便检查方法。

2. 肌肉力量的量化方法

握力：与肌肉质量评估相比，握力对预后、失能和日常生活活动能力有更强的预测能力，且与下肢力量和小腿肌肉横截面积有很强相关性，是用于医学研究和临床的一种简单有效的肌肉力量测量方法。

膝关节屈曲/伸展：适用于科学研究，在临床实践中的使用受到特殊设备需求的限制。

最大呼气流量（peak expiratory flow，PEF）：用于测量呼吸肌的力量，是一种价格低廉、操作简单、可广泛使用的技术，但不推荐单独地用来诊断 SAR。

（五）SAR的运动干预

SAR的治疗包括多学科手段，根据评估分层采取对应的运动方案，遵循循序渐进的原则。一方面，有氧运动和抗阻训练处方可以有效地改善肌肉力量、骨骼肌质量和身体功能；另一方面，建议补充蛋白质或富含蛋白质的饮食，推荐营养（蛋白质）干预与运动干预相结合。本指南仅讨论运动干预策略。

1. 抗阻运动

以渐进性抗阻（力量）训练为重点的体力活动/运动是治疗SAR的主要方法。抗阻训练主要利用哑铃、自由重量、弹性治疗带和体重本身等外部阻力促进骨骼肌收缩。

抗阻运动具体内容包括准备活动、力量训练、整理放松三部分，时间分配为1：4：1，总时间为30分钟。肌肉力量训练的起始强度为8-RM，隔天进行，每周共3次。力量训练包括七个核心动作：膝关节伸展、膝关节屈曲、髋关节外展、踮脚尖（小腿三头肌训练）、踮脚跟、上臂平推练习、上臂屈曲练习。

2. 有氧运动

有氧运动每天累计进行40~60分钟中等–较大强度运动（如快走和慢跑），隔天进行，每周不少于3次。可进行户外（接受紫外线照射）散步，步速不低于800步/10分钟。其余时间间或进行有氧或抗阻运动，减少静坐/卧，增加日常体力活动量。肿瘤患者SAR的推荐运动处方如下。

表20　肿瘤相关性SAR运动处方

运动方式	强度	时间	频率
有氧运动[a]	中等强度	≥30min/次,持续≥1年	5次/周
有氧运动[b]	中到较大强度	持续≥1年	5~7次/周
有氧运动[c]	中等强度	≥20min/次	4次/周
抗阻运动[d]	中到较大强度	≥90min/周	3次/周

a.推荐50~70岁的患者进行中等强度的有氧运动方案作为改善恶性肿瘤患者肌肉减少症的普适方案。如采用步行，运动量控制在2500~10000步/天为宜，每周5次以上，每次至少30分钟，持续1年。

b.推荐52~76岁体力状态较好的女性进行每天大于3MET-h的有氧运动改善肌肉关节障碍，每周5~7次，持续1年。

c.推荐老年女性进行中等强度的有氧运动作为改善肌肉关节障碍，每周4次，每次至少20分钟，运动强度>40%HHR。

d.推荐所有具有肌肉关节障碍潜在风险的患者进行抗阻运动。具体内容包括准备活动、力量训练、整理放松三部分，时间分配为1 : 4 : 1，总时间为30分钟。其中，肌肉力量训练的起始强度为8-RM。隔天进行，每周共3次。

七、骨骼障碍

（一）肿瘤性骨骼障碍的定义

肿瘤性骨骼障碍是指肿瘤患者出现骨转移、骨代谢和/或肿瘤治疗引起的骨质流失（cancer treatment-induced bone loss，CTIBL），导致骨质疏松和骨折风险升高，由此产生骨骼并发症。

骨骼是人体肿瘤转移的第三大常见部位，中轴骨是最常见的骨转移部位。容易发生骨转移的肿瘤包括乳腺癌、肺癌、前列腺癌、甲状腺癌和肾癌等。大约90%的多发性骨髓瘤患者存在骨病变，新发患者骨病变比例高达60%。骨转移、骨病变、病理性骨折、高钙血症、疼痛等骨骼相关事件（skeletal-related events，SRE）和骨放疗或手术以及脊髓压迫等与肿瘤患者生存率之间存在负相关，合并骨骼障碍的肿瘤患者总生存期缩短。

（二）肿瘤性骨骼障碍的原因

肿瘤性骨骼障碍的原因主要有以下三个：①肿瘤骨转移常会导致骨丢失（溶骨性病变），也能导致新骨异常沉积（成骨性病变），这两种情况下，骨矿物质含量（bone mineral content，BMC）及骨矿物质密度（bone mineral density，BMD）都会改变，总体效应为骨质流失；②前列腺癌患者雄激素剥夺治疗（androgen deprivation therapy，ADT）及绝经后激素受体阳性（HR+）乳腺癌内分泌治疗等控瘤疗法也可能导致骨质流失；③骨质流失会释放储存在矿化基质中的细胞因子，后者可作用于骨骼肌并导致肌萎缩，骨骼肌萎缩又会导致骨的质和量下降，骨质疏松和骨折风险增加，被称为骨骼肌肉交互作用（cross-talk）。

（三）肿瘤性骨骼障碍的筛查

肿瘤性骨骼障碍应了解病史、临床症状、实验室检查和影像学检查结果，明确是否存在骨转移、骨病变、病理性骨折、高钙血症、疼痛，如果骨折风险高，应进一步完善评估。

（四）肿瘤性骨骼障碍的评估

骨骼障碍常用评估方法是骨密度检测，常用DXA评估骨密度，DXA扫描的特定测量位置包括股骨近端、骨盆边缘或股骨颈和腰椎。随后使用骨折风险评估工具（fracture risk assessment tool，FRAT）评估个体骨折风险。评估被记录为T分数，骨质疏松症的定义是T分数低于年轻、健康成人平均值 ≥ 2.5 个标准差。骨小梁评分（trabecular bone score，TBS）是评估腰椎骨密度的另一诊断算法。TBS 根据 DXA 扫描中像素灰度变化利用纹理指数，间接反映骨结构，可用于监测骨质量和评估独立于 BMD 的骨折风险。该诊断工具可用于更好评估

CTIBL患者的骨折风险。此外，FRAT和BMD整合使用可用于辅助诊断，以优化高危患者识别。

（五）肿瘤性骨骼障碍的运动处方

运动能改善全身骨密度。女性在髋关节和脊柱BMD改善更明显。接受芳香化酶抑制剂治疗的乳腺癌患者参加≥150分钟/周有氧训练后骨折和骨质疏松症风险均显著降低，对骨骼健康有益。高水平体育活动（尤其是负重运动和抗阻训练）与腰椎骨密度较高相关，运动训练可缓解肿瘤患者疼痛等肌肉骨骼症状。对有骨骼障碍的肿瘤患者，推荐肿瘤患者进行适量运动改善骨骼健康。

运动注意事项：避免对骨骼脆弱部位施加过高负荷运动，例如：高撞击负荷、躯干过曲或过伸、扭转运动，以及涉及躯干弯曲或伸展的抗阻运动；运动中应重点关注预防跌倒；关注患者骨转移症状和体征，以及常见发生部位（脊椎、肋骨、肱骨、股骨、骨盆）。骨痛可能是骨骼转移首发症状，因此应对疼痛进行临床评估，排除病理性骨折的高危患者，然后再行适宜运动。

肿瘤性骨骼障碍的运动处方如下，主要用于骨质疏松患者。

表21　骨骼障碍患者运动处方

运动方式	强度	时间	频率
有氧运动[a]	中到较大强度	≥150min/周,30min/次	≥5 次/周
抗阻训练[b]	中到较大强度	不适用	≥2 次/周
负荷冲击训练[c]	中到较大强度	2~4 次,幅度和持续时间都不相同	≥4 次/周

a.推荐有氧运动改善肿瘤患者骨骼健康,可采用慢跑、上下楼梯、椭圆机、有氧舞蹈、室内/室外划船、远足、快走、跳舞、太极等方式。每周至少 150 分钟,每周至少运动 5 次,每次持续运动 30 分钟,若患者不能耐受,每次可分为三个单独的 10 分钟训练。

b.推荐抗阻训练改善肿瘤患者骨密度,可采用俯卧撑、健美操、自由体操、核心强化运动、瑜伽、伸展运动、弹力带、普拉提、卧式自行车等方式。每周至少两次,采用渐进式阻力增加负荷训练。

c.推荐采用负荷冲击训练改善肿瘤患者的骨密度,可选择越过软障碍、下降跳跃、力量跳跃、深蹲跳跃及其他跳跃动作等方式。对于肌肉力量较小的患者,建议在冲击训练之前进行渐进式抗阻训练。

八、神经功能障碍

(一)神经功能障碍的定义

神经功能障碍是指由于肿瘤本身累及神经系统或肿瘤治疗导致神经系统相关损伤,主要表现为认知功能下降、周围神经病变或自主神经功能障碍,以及神经系统受损导致的偏瘫、言语和吞咽障碍等症状。

1. 肿瘤相关认知障碍(cancer-related cognitive impairment,CRCI)

主要发生在化疗后（也称"化疗脑"），是肿瘤患者和生存者最常见的症状之一（占40%~75%），尤其在乳腺癌及女性患者中常见。患者大多表现为记忆力下降、注意力难集中、找词困难、多任务处理能力下降。

2. 化疗诱导的周围神经病变（chemotherapy-induced peripheral neuropathy，CIPN）

是肿瘤治疗中最普遍的不良反应之一。大约60%肿瘤患者化疗后发生CIPN。CIPN表现为感觉和运动缺陷，最常见症状为麻木、刺痛、灼痛或刺痛、四肢无力、本体感觉和腱反射丧失，导致不适当本体感觉反馈、姿势控制受损、残疾增加、跌倒风险升高和生活质量降低。

3. 自主神经功能障碍

自主神经系统（autonomic nervous system，ANS）是人体主要稳态调节系统，ANS障碍主要表现为交感和副交感神经调节能力下降，出现心动过速、心动过缓、血压和心率调节能力下降、胃肠功能紊乱、泌汗障碍、排尿及排便异常等表现。

（二）肿瘤患者神经功能障碍的原因

CRCI病理生理学的确切机制尚不清楚，可能有以下原因：化疗存在潜在对大脑结构和功能的神经毒性作用（如白质损伤、神经抑制、神经递质水平变化），引发神经毒性细胞因子水平升高的炎症反应，诱发氧化应激和导致中枢神经系统血管化和血流的改变。

CIPN症状的已知病因是背根神经节神经元胞体损伤、轴突毒性、轴突膜离子（Na^+）通道功能障碍、线粒体损伤和中枢致敏。

肿瘤患者自主神经功能障碍原因在于化疗和放疗会引起心脏毒性和神经毒性，从而影响ANS和心血管功能，造成自主神经功能障碍。

(三) 肿瘤患者神经功能的筛查和评估

CRCI可通过画钟测试、Mini-Cog等方法进行初步筛查。结果提示有认知损害，可进一步进行整体认知功能和各认知领域的详细评定。

CIPN可通过神经系统感觉和反射初步筛查，如有异常可采用肌电图评估周围神经损害程度。

通过心率变异性（heart rate variability，HRV）评估肿瘤患者自主神经功能简单易行，其结果反映自主神经调节功能，包括交感和副交感神经的调节能力。

(四) 肿瘤患者神经功能障碍的运动处方

CRCI的管理中，运动是一种安全有效的疗法。运动改善认知功能的机制可能是增加脑血流量、灰质体积、海马体积，增加神经营养因子释放，减少炎症生物标志物产生，提高神经可塑性。

CIPN尚无明确的预防和治疗方法。运动可能减轻肿瘤患者CIPN症状，原理可能是运动可通过感觉途径治疗CIPN症状，通过诱导抗炎环境缓解神经症状，改善肿瘤CIPN患者的感觉运动功能。

有氧运动可在肿瘤治疗期间和治疗后提高自主神经调节功能，运动可能通过降低交感神经张力并增加迷走神经张力减轻心力衰竭或冠状动脉疾病等心血管异常，改变肾素-血管紧张素-醛固酮系统，并刺激下丘脑-垂体-肾上腺轴抑制血管紧张素Ⅱ表达，从而促进ANS交感活性等机制。

目前运动是否能够改善恶性肿瘤所致的偏瘫、吞咽及言语障碍的研究证据尚不充分。

肿瘤患者神经功能障碍的运动处方如下。

表22　神经功能障碍肿瘤患者运动处方

功能障碍	运动方式	强度	时间	频率
CRCI	步行[a]	中等强度	30min/次	5次/周
	计算机辅助技术+功能性活动的认知训练[b]	不适用	60min	1~2次/周

功能障碍	运动方式	强度	时间	频率
CIPN	有氧+力量+平衡训练[c]	较大强度	60min	3次/周
	有氧+力量+平衡训练[d]	中等强度	≤60min	2~5次/周
自主神经功能障碍	居家运动方案[e]	中到较大强度	60min	3~5次/周
	气功[f]	不适用	2h	1次/周
	抗阻运动[g]	不适用	70min	3次/周

注：肿瘤相关认知障碍（CRCI）

a. 推荐CRCI患者在肿瘤治疗期间和治疗后均进行运动训练；运动和体力活动可缓解CRCI，改善肿瘤生存者的认知功能；推荐中等强度步行，每周5次，每次30分钟，持续12周，靶心率为40%~60%HR_{max}；推荐瑜伽、太极、冥想等方法改善认知功能。

b. 推荐结合计算机辅助技术和功能性活动开展认知训练，1小时/周，持续4周可显著改善认知功能；可采用认知行为疗法中行为导向的程序来重新训练和补偿失去的认知能力。

化疗诱导的周围神经病变（CIPN）

c. 推荐较大强度有氧+力量+平衡训练改善CIPN：60分钟/天，3天/周，持续至少8周。

d. 推荐中等强度的有氧+力量+平衡训练改善CIPN：2~5天/周，每次≤60分钟，持续至少36周。

自主神经功能障碍

e. 推荐居家进行中等或较大强度运动方案改善自主神经功能：每周3~5次，每次1小时，靶强度为个人无氧阈值的70%~90%，RPE达到13~14。

f. 推荐气功训练改善自主神经功能：每周1次，每次2小时，包括站姿、冥想、腿部按摩等方式。

g. 推荐合并代谢综合征的自主神经功能障碍肿瘤患者进行抗阻训练：每周3次、持续70分钟，采用深蹲、肩压、髋屈、杠铃俯身划船等方式。

九、情绪障碍

（一）情绪障碍的定义

情绪障碍是一个笼统医学术语，泛指精神、身体、社会适应方面的不愉快体验。与肿瘤相关情绪障碍主要包括：焦虑、抑郁、惊恐、创伤后应激障碍。

（二）情绪障碍的原因

导致情绪障碍的主要原因有：①肿瘤本身特点：瘤种、分期、分级、复发与转移与否等；②控瘤治疗：手术、放疗、化疗、免疫治疗、靶向治疗等多种控瘤治疗手段或控瘤治疗副反应或治疗副反应药物都可能改变体内激素或神经递质而致情绪障碍发生；③个体因素：性别、年龄、遗传背景、婚姻状态、既往的人格特征等；④社会环境因素：教育水平、就业情况、经济状态、社会家庭支持情况等。

（三）情绪障碍的筛查

目前对肿瘤患者管理主要集中在疗效监测和副反应上，对肿瘤患者心理健康需求关注不够，且情绪障碍具隐蔽性，因此，建议所有肿瘤患者都接受相关筛查，详见本指南《心理治疗》分册。

（四）情绪障碍的评估

在对患者进行情绪障碍评估前，首先进行安全性评估。如患者存在自残、自伤或伤害他人想法或计划时，立即转精神科医师进行医学干预。

（五）情绪障碍的运动处方

情绪障碍的治疗较复杂，需精神科医师共同参与制定。本指南仅涉及运动干预策略。

治疗肿瘤患者情绪障碍的现有证据有限且质量参差不齐。对肿瘤患者情绪改善的运动方式研究多集中在乳腺癌中，目前证据认为，中等强度有氧运动或组合运动（有氧运动加抗阻运动），可改善肿瘤患者抑郁和焦虑，但单纯抗阻运动则无法改善抑郁和焦虑水平。此外，肌肉放松训练被证明可显著降低乳腺癌患者抑郁水平和焦虑水平，对耐受不了有氧运动或抗阻运动者，推荐肌肉放松训练。运动12周或6个月之后，焦虑症状可能有显著改善，因此鼓励患者坚持长程运动。

情绪障碍居家运动推荐运动处方如下。

表23　情绪障碍的肿瘤患者居家运动处方

运动方式	强度	时间	频率
有氧运动 a	中等强度	30~60min/次	3次/周
有氧+抗阻力组合运动 b	中等强度	有氧运动20~40min/次 抗阻运动1~2组，8~12次/组	2~3次/周
肌肉松弛训练 c	不适用	10~120min/次	≥1次/周

a. 有氧运动，推荐步行，每周3次，每次30~60分钟，持续12周见效，强度建议为：60%~80% HR$_{max}$、60%~80% VO$_{2max}$、RPE 13~15。

b. 有氧运动加抗阻运动，每周2~3次，有氧运动推荐步行，每次20~40分钟；抗阻运动每次1~2组，每组8~12次重复，在专业理疗师指导下针对胸部，背部，上肢，腹部和下肢肌肉群进行锻炼，可按照顺序依次锻炼各肌肉群：肩关节屈曲和拉伸，背阔肌拉伸，坐姿划船，坐姿推胸，肘关节屈曲和拉伸（肱二头肌和肱三头肌训练），髋关节屈曲和伸展，腹卷或仰卧起坐，腿部推举，深蹲。有氧运动也可以选择舞蹈。强度建议为：有氧运动：60%~80% HR$_{max}$、60%~80% VO$_{2max}$、RPE 13~15；抗阻力运动：65%~85% 1-RM。

c. 肌肉松弛训练显著降低乳腺癌患者的抑郁和焦虑水平，推荐方案如下：在舒适安静温度适宜的环境中，排除杂念，使身体处于放松状态，依次绷紧并放松各肌群肌肉，最终达到全身放松的效果。肌群紧绷和放松的顺序如下：手和前臂、头部、躯干部、下肢，共16组肌群，每个肌群持续约5~10秒，建议首次在康复治疗师指导下进行，后续可以自行在家练习。瑜伽也属于肌肉松弛训练的一种，也可以改善乳腺癌患者情绪障碍，具体运动处方如下：每周至少1次，每次120分钟的课程，包括40分钟的拉伸运动，10分钟呼吸技巧，25分钟冥想练习，20分钟主题学习，25分钟小组讨论，持续8周。

十、睡眠障碍

（一）睡眠障碍的定义

睡眠障碍是一个笼统医学术语，包括失眠、嗜睡、昼夜节律睡眠-觉醒障碍、异态睡眠、睡眠相关呼吸或运动障碍。睡眠障碍在肿瘤患者中非常常见，患病率为23%~87%，常贯穿于肿瘤或控瘤治疗整个过程，其中约2/3为表现为失眠，需要指出的是，患者可能同时存在多种睡眠障碍。

失眠是指在有充足睡眠机会情况下，无法入睡或保持睡眠状态，导致白天功能障碍；嗜睡是指排除了睡眠不足、酒精、药物等因素后，睡眠过多；昼夜节律睡眠-觉醒障碍是指体内睡眠觉醒周期与环境周期失同步；异态睡眠是指睡眠过程中出现的不良身体事件（复杂的动作、行为）或体验（情绪、感知、梦境）；睡眠相关呼吸障碍指睡眠期间的呼吸异常，包括中枢性睡眠呼吸暂停综合征、阻塞性睡眠呼吸暂停障碍、睡眠相关低通气障碍、睡眠相关低氧血症障碍；睡眠相关运动障碍主要表现为不宁腿综合征，也罕见有周期性肢体运动障碍、睡眠相关痉挛等。

（二）睡眠障碍的原因

肿瘤患者的睡眠障碍常由多种因素引起，目前认为常见病因有：①肿瘤直接影响，如CNS肿瘤可直接破坏睡眠中枢导致睡眠障碍；②控瘤治疗（化疗、放疗、手术、生物制剂、激素制剂、分子靶向药物）的不良反应；③肿瘤所致环境变化或精神心理状态对睡眠质量和持续时间产生负面影响；④肿瘤相关并发症如癌痛、恶心、呕吐、腹痛、呼吸困难等，或治疗并发症所用的辅助药物，如阿片类药物、止吐药、皮质类固醇等。

（三）睡眠障碍的筛查

推荐肿瘤患者常规进行睡眠障碍筛查，筛查可使用问卷法，问卷内容如下。

（1）您是否有入睡困难、早醒或睡眠质量差的困扰？

（2）您是否常在不适当的情况下（如看书、看电视、聊天、开车）睡着或24小时内比过去睡得更多）？

（3）您是否经常经历梦游、梦魇，或睡眠时出现暴力的动作？

（4）是否有人告诉过您，您睡觉时经常打鼾或停止呼吸？

（5）您是否常有移动双腿的冲动，通常与休息带来的深层不适感同时存在？

如以上问题任何一项的答案肯定，则考虑存在睡眠障碍，需进一步评估。对具更高评估要求的患者，可用匹兹堡睡眠质量指数（pittsburgh sleep quality index，PSQI）和 PROMIS（patient-reported outcomes measurement information system，患者报告结果测量信息系统）-睡眠障碍问卷进一步评估，但不作常规推荐。

（四）睡眠障碍的评估

对筛查后存在睡眠障碍的所有患者，详见本指南《心理治疗》分册。

（五）睡眠障碍的运动处方

睡眠障碍的干预手段包括健康宣教、药物治疗、认知行为疗法、运动等。药物治疗是睡眠障碍最常见的治疗方法，但会造成包括嗜睡、认知障碍、依赖性和耐药性等副作用。认知行为疗法疗效的证据现已在许多综述中得到充分证实，但由于需要在专业心理医生指导下进行，普及性较差。由于睡眠障碍是慢性且普遍发生，因此安全性高、普及性强的运动治疗适合在临床大范围推广。

目前运动改善睡眠的证据数量有限，各证据间不完全一致，根据已有证据，推荐运动处方如下。

表24　睡眠障碍患者运动处方

运动方式	强度	时间	频率
步行[a]	中等强度	20~30min/次	3~5次/周
瑜伽[b]	不适用	60~360min/次	1~4次/周
太极拳[c]	中等强度	40~60min/次	2~3次/周

a. 步行是一种方便易行的有氧运动方式，也是一种相对安全有效的方法。适当的步行运动可以很容易地提高体温，运动后核心体温的下降会增加睡眠的可能性。尽管不是所有研究都支持步行对肿瘤患者睡眠障碍的改善，但荟萃分析证明，步行可以改善肿瘤患者在任何治疗期间（无论是接受抗肿瘤治疗之前、期间和之后）的睡眠障碍。并且，无论是将步行作为唯一的运动方式，还是将步行运动与其他形式的运动相结合，均可以改善患者睡眠障碍。中等强度的步行运动，每周3~5次，每次20~30分钟左右可以改善睡眠质量。

b. 瑜伽被证明可以改善患者睡眠质量。无论是低频次较大强度的瑜伽练习（每周1次，每次300~360分钟），还是高频次低强度的瑜伽练习（每周4次，每次60分钟），均可以改善睡眠质量，最短1周即可见效。然而，也有证据认为瑜伽对肿瘤患者睡眠改善有限。

c. 太极具有相对无风险和低成本的性质，被证明是另一种改善患者睡眠质量的中国传统运动，在我国的肿瘤患者康复中具有重要的地位。炎症理论和经络和穴位刺激理论是太极改善睡眠的作用机制。太极拳涉及一系列身体运动、呼吸技巧和冥想训练，并以中医的理论原理为基础，促进"气"通过经络和通道在全身自由循环，通过阴阳调节气循环，促进身体平衡状态。从理论上讲，较长的干预时间以及更频繁的太极拳强度通常可能有助于更好的症状结果，然而，太极拳的持续时间和强度也应该考虑到患者的健康状况。基于目前的循证医学证据，推荐的运动处方强度为每周2~3次，每次40~60分钟。

第四章

肿瘤特殊状态的运动康复

一、前康复/预康复

前康复（prehabilitation）又称预康复，是指发生在恶性肿瘤确诊和开始治疗之间的康复过程，即在行手术、放疗和化疗前进行的一系列康复训练。前康复包含了恶性肿瘤治疗前的营养支持、运动和心理干预等措施。运动可提高患者生理应激能力、心肺功能、关节灵活度和肌肉顺应性，改善免疫功能，优化肿瘤治疗前机能状态，从而提高患者肿瘤治疗耐受能力，促进肿瘤治疗后身心康复。参与过包含运动在内前康复的肿瘤患者，对控瘤治疗及治疗后运动康复的耐受性较高，有助于改善机体功能障碍和肿瘤治疗相关副作用、减少住院时间并提高肿瘤治疗后最终功能恢复水平。

前康复的适应人群：所有患者均可进行前康复，尤其对老年、基础功能状态差、营养不良、肿瘤治疗强度大、手术切除范围大的患者。可以通过6分钟步行测试来评估患者运动能力。6分钟步行距离在400m以下者，表明行动能力受损，独立受限，肿瘤内科或外科治疗预后不佳，更应尽早开始前康复运动训练来改善机能。

前康复开始时间：推荐控瘤治疗前2~8周为宜，根据肿瘤类型、病人状态等而调整。但不推荐因为执行前康复而过度推迟控瘤治疗，相反，即便从开始训练至肿瘤治疗开始时间不足2周，也应尽可能进行前康复。

推荐意见：

（1）每周进行150分钟中等强度体力活动或75分钟较大强度活动，每周至少2天进行涉及主要肌肉群的抗阻活动；

（2）有氧运动：可选择步行、骑自行车、游泳、太极拳等方式，3~5天/周，可采用心率、RPE或VO_2方式监测运动强度，运动过程中保持中等强度（40%~60% VO_{2max} 或 HRR，RPE 11~13），每次运动≥30分钟；

3. 抗阻运动：可选择利用运动器械、哑铃、弹力带或自身体重，选择全身8~10组主要大肌群，不少于2天/周，阻力强度为60%~80% 1-RM，每次≥1组，每组重复≥8次，每组休息间歇时间≥60秒。

肿瘤患者前康复的运动处方如下。

表25 肿瘤患者前康复推荐运动处方

开始时间	运动方式	持续时间	频率	涉及癌种
肿瘤治疗前2~8周	有氧运动	≥150min/周（中等强度）或≥75min/周（较大强度）	3~5天/周	所有癌种
	抗阻运动	每次≥1组，每组重复≥8次	>2天/周	
	呼吸训练	5~15min/组	2~4组/天	肺癌或心肺功能不佳者
	吞咽功能训练	5~15min/组	3~4组/天	头颈肿瘤
	盆底肌训练	5~10min/组	3~8组/天	前列腺癌、妇科肿瘤、直肠癌

二、术后运动康复

术后康复是指患者在肿瘤术后，以快速康复外科（enhanced recovery after surgery，ERAS）为理念，进行多模态术后康复训练。在20世纪70年代，快速康复理念率先在救治急诊患者的过程中被提出，主要通过一系列措施使患者得到快速入院和治疗。1997年丹麦外科医生Kehlet首次将快速康复理念应用于外科手术，并提出ERAS的概念，经过不断探索，已在不同手术类型中取得良好效果。目前认为ERAS是指通过外科、麻醉、护理、康复、营养等多学科协作，基于循证医学证据，采用一系列围术期优化处理措施，达到减少患者生理和心理应激、加快术后恢复、缩短住院时间的目的，减少医疗费用支出，并能使患者尽早康复并回归社会工作。

以ERAS为理念的术后运动康复，有助于改善患者的身体代谢状况，提高免疫力，减少不良反应的发生，提高躯体功能，防止肌肉萎缩，改善患者的心理状态等，从而提高患者的生活质量，延长生存时间。术后应尽早开始运动康复，逐渐恢复到术前状态。

目前肿瘤ERAS相关文献主要集中在肺癌、乳腺癌、前列腺癌等有限瘤种，其他类型肿瘤的运动康复证据不足。本指南仅涉及证据等级较高的运动处方。推荐意见：

（1）鼓励患者尽早开始运动训练，推荐术后清醒即可半卧位或适量在床上活动，术后1天即可开始下床活动，建立每日活动目标，逐日增加活动量。已达到术后5天，每天可进行30分钟的有氧运动。

（2）对大多数患者可不进行评估就可以开始低强度训练。

（3）建议合并心血管、肾脏疾病的患者及老年患者评估其身体健康状态。

（4）推荐鼓励无特殊禁忌证患者尽快开始每周至少150分钟的中等强度有氧运动或75分钟的较大强度有氧运动，每周至少进行2天抗阻运动。

（5）特殊癌种患者可追加特定的功能训练。

特殊类型肿瘤患者术后推荐的运动处方如下。

表26　特殊类型肿瘤患者术后推荐运动处方

患者类型	运动方式	运动时间	运动频率
肺癌术后及心肺功能不佳者	呼吸训练	5~15min/组	2~4组/天
头颈肿瘤术后	吞咽功能、肩颈功能训练	5~15min/组	3~4组/天
乳腺癌术后	上肢功能训练	5~15min/组	3~4组/天
前列腺癌、直肠癌、妇科肿瘤术后	盆底肌训练	5~10min/组	3~8组/天

说明：前列腺癌患者一般术后拔除尿管后开始盆底肌训练；直肠癌和妇科肿瘤患者一般术后第7天开始盆底肌训练。肺癌、头颈肿瘤、乳腺癌患者推荐术后第1天即可开始进行相应的功能锻炼，循序渐进，持之以恒。

三、放化疗期运动康复

放化疗期是恶性肿瘤患者所经历的特殊时期，由于肿瘤放化疗可能引起严重骨髓抑制、疲乏、消化道反应等，在此期间进行无医学监督的体力活动/运动具有潜在的安全风险，因此在进行运动康复前应进行详细的评估，建议在医学监督下调整训练强度并做好相应防范措施。在放化疗间歇期，肿瘤专业医师评估为安全的前提下，适量的运动有助于减轻治疗相关性疲乏，保持心肺功能，减轻焦虑、抑郁，防止肌肉流失，改善睡眠，以及降低骨质疏松症的风险等。从长远看，保持运动习惯还可降低罹患心脏病和糖尿病等共病的风险。推荐意见：

（1）放化疗期运动方案设计遵循前文提到的基本原则，需要注意的是运动强度的调整，建议运动靶强度为35%~45%HRR。

（2）根据化疗放疗规律，预测出现毒性的时间窗，注意评估毒性分级，权衡运动的获益和风险。

（3）选择环境。如果患者存在感染风险，建议在医学监督下进行运动或居家进行低强度运动。

（4）因化放疗、肌肉减少症或正常衰老引起的周围神经病变的患者，应选择跌倒风险较低的运动，避免不平整的表面，穿舒适的衣服和合适的鞋子，患有足部神经病变的患者穿着支撑鞋可有效预防跌倒。

（5）运动前应进行充分热身。热身运动可从深呼吸开始，然后步行、原地行进或骑固定自行车，直到患者的身体感到温暖。运动结束后进行适当的整理活动。

四、造瘘/造口期运动康复

造瘘/造口是由于消化系统或泌尿系统疾病，需要通过手术将胃/肠管或膀胱/尿道引至腹壁，在腹壁开口形成通道，以方便将内容物排出或输入营养物质（适用于胃造瘘）的一种术式。大多数造瘘/造口患者未得到关于体力活动/运动的建议，甚至被列为运动禁忌人群，这常与患者造瘘术后早期体力活动水平显著下降、疼痛、恶心、呕吐、造口并发症、平卧时的不适以及腿部浮肿有关，也有部分患者害怕运动，担心体力活动/运动引起造瘘口旁疝气和内容物泄露。然而，适度的低-中强度运动仍然有助于维持肌肉质量、改善心肺功能，并促进盆底功能康复。基于造瘘/造口术后腹壁肌肉较薄弱，患者的腹部锻炼应在专业人员指导的监督环境下进行。推荐意见：

（1）关于造瘘/造口术后恢复运动的最佳时机证据不统一，一般推荐术后6~12周开始主动运动，应避免伤口未愈或感染的情况下进行剧烈运动。

（2）需要结合患者的目标和自身状态（例如患者的职业恢复需求），手术前后的合并症状况（伴有糖尿病等影响术后恢复的情况）手术以及具体手术方案（微创手术或扩大术）制定运动康复计划，有些患者可能需要更长的时间来恢复身体活动。

（3）术后数天就可以开始轻柔的腹部肌群活动（如核心收缩、骨盆抬起等），逐步进入主动运动阶段，包括步行和规定的腹部运动。

（4）鼓励造瘘/造口患者参加进行肌力训练，对于评估无运动禁忌证的患者遵循一般体力活动原则：每周进行两次力量训练，每周进行150分钟的中等强度有氧运动；建议所有患者进行适当的腹部、核心和骨盆底肌肉康复练习，应从较小阻力开始，在受过训练的运动专业人士指导下缓慢增加，但应避免在活动或运动过程中导致腹内压过高（如举重），避免做Valsalva动作。

（5）建议患者考虑使用保护设备进行接触性运动；锻炼前应排空造口袋。

（6）考虑到造口术后可能发生脱水，接受回肠造口术的肿瘤生存者，在进行体育活动之前、活动期间和活动之后，应讨论水化策略。

（7）参加水中运动前应咨询医生或造口专科护士的建议，避免造成感染。

第五章

肿瘤患者居家运动方案

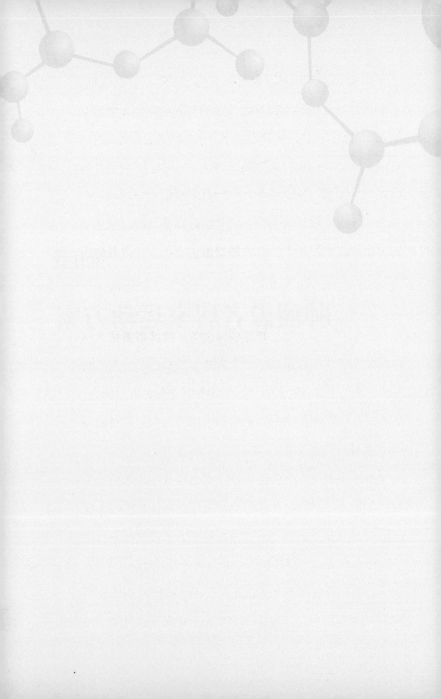

运动对恶性肿瘤患者的长期获益已得到普遍认可，有效的居家运动是维持运动习惯的有利选择。新型冠状病毒（COVID-19）大流行对传统模式下医疗机构内的肿瘤运动方案提出了新挑战，也推动了恶性肿瘤患者居家运动康复的发展。因此，结合我国实际医疗环境和公共卫生政策，在保证安全性监督的前提下开展居家运动尤为重要。居家运动是恶性肿瘤患者整体运动方案的重要环节之一。

一、居家运动的安全性、可行性与有效性

在远程医疗支持、智能辅助设备、社区资源协作网络的支持下，居家运动方案是安全、可行的。目前，多种形式的居家运动方案已在乳腺癌、结直肠癌、肺癌、妇科肿瘤、前列腺癌等常见癌种中应用，并证明可以提高患者身心健康和生活质量，甚至有可能提高生存率。一项基于中国乳腺癌人群为期一年的居家运动研究结果显示，运动腕带监督下执行个性化有氧训练和抗阻训练的居家运动方案，可改善患者血糖水平、协调和平衡能力、有氧耐力和下肢柔韧性，且患者依从性较高。

然而，目前大多数高级别证据等级的研究仍然支持监督下运动比无监督的自我居家运动的依从性更高，对

生活质量、肌肉功能、有氧能力、其他生理功能和社会心理状态的改善程度也更高，也可以提高肿瘤患者对中等至较大强度运动的依从性，并有利于改进患者对运动行为的认知。但也有专家共识和调查研究指出，恶性肿瘤患者更偏好居家运动方案，可以灵活选择运动时间、地点，并且获得更多家庭支持。

与居家运动方案相结合的远程医疗技术使用频率依次为：电话（28.89%）、移动应用程序（15.56%）和网络（8.89%）。以乳腺癌为例，远程医疗技术常用于提高身体活动和功能、控制疼痛严重程度、提高机体适能、控制体重和饮食行为、改善疲劳、提高肌肉力量、心肺功能以及上肢功能。尽管居家运动方案可以满足多数患者的需求，但也有调查性研究指出，远程居家运动不能替代监督下的医疗运动康复。

二、居家运动方案的设计与管理

肿瘤患者居家运动方案的制定同样需要以肿瘤科医生为核心的多学科合作模式。

（一）基线评估

居家运动方案的基线评估内容包括：病史和既往运动情况、接受的肿瘤治疗方案、并发症和运动风险评估。在居家运动方案制定前的基线评估中，关注患者的运动喜好、运动环境和周围可利用的资源，有助于制定依从性高的个体化居家运动方案。居家运动更强调运动方案对患者保持终生运动习惯的促进作用。因此，基线评估中，对患者的喜好和生活环境应重点评估，尤其是需要拓宽运动方式的可选择性，增加结合日常生活和体育锻炼的形式，如散步、有氧舞蹈、游泳、球类运动、太极拳、八段锦、康复健肺八段操、瑜伽等。

应尽早在肿瘤患者回归日常工作和生活前开始居家运动训练计划，目的是排除日常生活方式导致的阻碍因素，在康复早期形成运动习惯并逐渐融入日常生活中。此外，还需要多角度评估可能对患者运动造成阻碍的因素，比如工作出勤、家务劳动、附近自然环境和运动设施情况等，并有效利用和改造环境。

（二）设定原则

居家运动方案的设计原则包括针对性、可量化性、可执行性和时效性。

针对性是指当患者存在具体功能障碍时，运动方案应以改善功能为目的，例如，控制疲劳症状、改善情绪、控制体重、提高运动水平，具体可参照上文以功能障碍为中心的具体运动方案。需要强调的是，对于肿瘤患者来说，如果告知运动可以缓解当前所困扰的症状/功能障碍，其对运动的积极能动性更强。

可量化性是指患者的运动总量是可以进行自我评估的可量化指标。例如，对于采取散步和日常快走为居家运动方式的患者，可以采用步数作为运动总量指标。自测脉搏和主观用力评分是常用的居家运动强度的量化指标。

可执行性是指运动方案应因地制宜，需要考虑在特定的空间、有限的时间内，结合患者目前的体能状况和运动习惯可能达到的运动目标，这是居家运动方案能否成功实施的关键。

时效性则是关注患者当前所处的肿瘤阶段，例如前康复阶段、放化疗治疗期间或间歇期等，根据不同阶段设定居家运动目标和运动方案。

（三）实施方式

居家运动干预方案的具体内容和形式多变，结合目前实践经验与临床证据，书面的运动指导手册、数字化产品以及社交平台的持续推送内容，都是有利于提高患者积极性和依从性的有效措施。使用书面的运动日志或线上结构性运动小程序，有利于促进患者居家运动方案的依从性。越来越多的患者居家运动远程医疗平台（如网页、移动程序或社交媒体）其可行性均已得到有效证明。

（四）阶段随访

恶性肿瘤患者的整体身体状态可能会受到疾病和治疗相关的副作用和毒性的影响，尤其是一些慢性和迟发性反应，因此，居家运动方案不是一成不变的，需要专业人员的定期随访和评估，对运动方案进行阶段性调整。随访形式可以是电话、视频或网络平台信息交换。定期提醒或举办群组宣教活动可以有效监督和支持居家运动方案实施。在居家运动方案实施的早期阶段，应增加随访频率，以达到鼓励和促进肿瘤患者形成良好运动习惯的目的。

三、居家运动方案的实践与推广

目前肿瘤患者居家运动方案实施研究证据不充分，一项系统评价和研究比较了不同环境下的运动干预对肿瘤生存者身体机能的影响，包括居家运动、社区运动康复和医疗机构监督下运动。结果显示，部分监督下社区运动康复获益更大，这与当前肿瘤运动方案循证实践指南相呼应。

因此，基于目前肿瘤患者居家运动方案仍处于推广的早期阶段，从安全性、可行性和依从性考虑，可以采取居家运动与监督下运动交替安排的方式，并结合社区团体性训练。在逐步建立健全肿瘤患者居家运动指南手册、视频和远程数字化医疗平台的基础上，过渡至患者独立的居家运动方式。

总之，居家运动方案的实践与推广有赖于其安全性、有效性以及个体化。目前居家运动康复仍然需要基于前期专业人员的评估和针对患者喜好量身定制的个体化运动方案，并定期随访评价运动效果。居家运动康复不能完全脱离医疗运动康复的专业团队，推广居家运动方案仍然面临巨大的挑战。

第六章

多学科合作的运动康复
实施策略

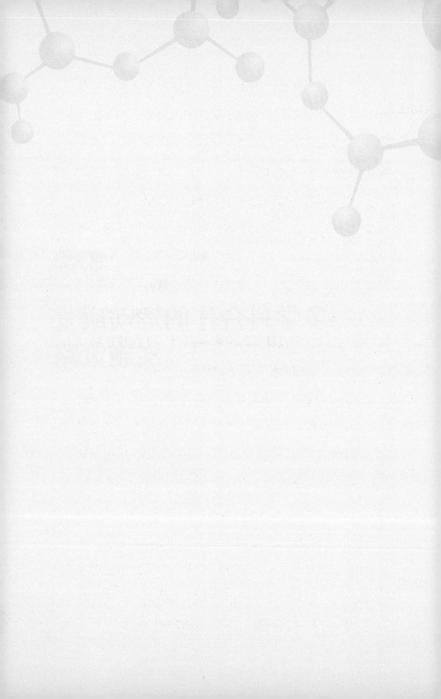

如何有效实施运动康复，将运动康复纳入肿瘤整体诊疗方案，是目前肿瘤运动康复的最大挑战；与单纯康复科医护人员相比，多学科合作的运动康复策略可兼顾满足肿瘤患者多方面的需求。

多学科康复团队是建立在循证医学基础上的一种肿瘤治疗新模式，是成为大多数肿瘤治疗模式的首选。团队成员通常包括肿瘤内科医生、肿瘤外科医生、肿瘤放射治疗医生、康复医师、康复治疗师、营养师、心理医生、病理医生、放射诊断医生、肿瘤基础研究人员、普通内科医生、护士及社会志愿者。同时，还应该重视积极发挥家属在肿瘤全程康复中的作用。

肿瘤科医生是运动康复实施的关键。有研究指出，当肿瘤科医生推荐运动时，患者的依从性更高。肿瘤科医生面临的问题是：缺乏对运动价值的认识、不确定肿瘤患者运动的安全性或适宜性、对肿瘤患者运动康复方案缺乏了解，需进行更多的运动相关继续教育和培训。因此，理想的临床实践模式是多学科合作，由肿瘤科医生进行初步筛查和运动风险分层，在临床治疗中及时发现不良反应，后转诊至运动康复专业人员和其他支持学科，并建立定期评估和双向转诊的标准和流程。

肿瘤科医生在多学科合作中发挥重要作用：首先，运动前筛查和评估患者是否存在影响运动安全性的肿瘤相关问题（如骨质疏松、类固醇肌病、CIPN、药物相关的心脏毒性）和合并症（如心血管疾病、肾脏疾病或代谢疾病）；其次，肿瘤科医生不需要给出具体运动处方（如规定抗阻运动的阻力、设备或重量的递增），但应告知肿瘤患者运动的重要性并进行转诊，由专业运动医学/康复医学专家评估并指导患者进行适合其需求和喜好的运动项目。

在以肿瘤科医生为核心的多学科合作的运动康复策略中，建议肿瘤科医生做到：

（1）将患者推荐给合适的运动康复专家或治疗师。

（2）定期评估患者疾病阶段及器官功能，是否与当前的康复运动方案相适应。

（3）将患者转诊到合适的运动康复场所，并积极进行随访。

肿瘤患者转诊至运动康复单元主要包括两类：①医疗机构内的康复科（如住院或门诊中心、医疗机构内的锻炼设施、初级保健机构和姑息或临终关怀科），具备专业知识的卫生保健专业人员（如理疗师、物理治疗师、临床运动生理学家、护士和/或职业治疗师）进行医学监督；②以社区/家庭为基础的康复场所（患者可以在社区/家庭环境中参与特定的、个性化的、结构化的锻炼项目），更容易实施，减少距离、成本和时间的消耗。运动康复场所的选择基于患者基础疾病的复杂性和自我管理的能力。

随着运动肿瘤学队伍的不断发展，肿瘤康复和运动肿瘤学专家的深度参与将进一步改变肿瘤临床实践。转诊通常是由肿瘤学专业团队（内科、外科或放射肿瘤学、康复医学、肿瘤科医护团队以及其他相关的卫生专业人员）主导。如放化疗期间，患者在医疗机构的康复科进行运动训练，根据治疗相关副作用及时调整运动方案；放化疗结束后的恢复期，患者转至社区，参与日常生活活动和更广泛的社区活动。值得注意的是，在社区/家庭为基础的康复场所，患者、家属或社区工作人员与肿瘤治疗医生之间应保持有效沟通，以便及时调整运动方案或转回医疗机构进行更专业的运动康复训练。

参考文献

1. Campbell KL，Winter-Stone KM，Wiskemann J，et al. Exercise guidelines for cancer survivors：consensus statement from international multidisciplinary roundtable. Medicine & Science in Sports & Exercise，2019，51（11）：2375-2390.

2. Schmitz KH，Courneya KS，Matthews C，et al. American college of sports medicine roundtable on exercise guidelines for cancer survivors. Medicine & Science in Sports & Exercise，2010，42（7）：1409-1426.

3. McTiernan A，Friedenreich CM，Katzmarzyk PT，et al. Physical activity in cancer prevention and survival：a systematic review. Medicine & Science in Sports & Exercise，2019，51（6）：1252-1261.

4. Smith SR，Zheng JY，Silver J，et al. Cancer rehabilitation as an essential component of quality care and survivorship from an international perspective. Disability and Rehabilitation，2020，42（1）：8-13.

5. Koelwyn GJ，Quail DF，Zhang X，et al. Exercise-dependent regulation of the tumour microenvironment. Nature

Reviews Cancer, 2017, 17 (10): 620-632.

6. Coletta AM, Marquez G, Thomas P, et al. Clinical factors associated with adherence to aerobic and resistance physical activity guidelines among cancer prevention patients and survivors. PLoS One, 2019, 14 (8): e0220814.

7. Hojman P, Gehl J, Christensen JF, et al. Molecular mechanisms linking exercise to cancer prevention and treatment. Cell Metabolism, 2018, 27 (1): 10-21.

8. Fletcher GF, Ades PA, Kligfield P, et al. Exercise standards for testing and training: a scientific statement from the American Heart Association. Circulation, 2013, 128 (8): 873-934.

9. Parra-Soto S, Tumblety C, Ho FK, et al. Associations between relative grip strength and the risk of 15 cancer sites. American Journal of Preventive Medicine, 2022, 62 (2): e87-e95.

10. Lugo D, Pulido A L, Mihos CG, et al. The effects of physical activity on cancer prevention, treatment and prognosis: A review of the literature. Complementary

therapies in medicine，2019，44：9-13.

11.Piercy KL，Troiano RP，Ballard RM，et al. The physical activity guidelines for american-s. JAMA. 2018，320（19）：2020-2028.

12.Zhao WH，Li KJ，Wang YY，et al. Physical activity guidelines for Chinese population （2021）. Chinese Journal of Public Health，2022，38（02）：129-130.

13.Edbrooke L，Granger CL，Denehy L. Physical activity for people with lung cancer. Australian Journal of General Practice，2020，49（4）：175-181.

14.Lu T，Denehy L，Cao Y，et al. A 12-week multi-modal exercise program：feasibility of combined exercise and simplified 8-Style Tai Chi following lung cancer surgery. Integrative Cancer Therapies，2020，19：1534735420952887.

15.Natalucci V，Lucertini F，Vallorani L，et al. A Mixed-approach program to help women with breast cancer stay actiVE （MOTIVE program）：A pilot-controlled study. Heliyon，2021，7（11）：e8252.

16.Alibhai SMH，Santa Mina D，Ritvo P，et al. A phase II

randomized controlled trial of three exercise delivery methods in men with prostate cancer on androgen deprivation therapy. BMC Cancer, 2019, 19 (1): 2.

17. 李高峰, 汪军. 同期有氧和力量训练对运动表现影响的 Meta 分析. 中国组织工程研究, 2022, 26 (26): 4258-4264.

18. 中国抗癌协会肿瘤营养专业委员会, 国家市场监管重点实验室 (肿瘤特医食品), 丛明华, 等. 中国恶性肿瘤患者运动治疗专家共识. 肿瘤代谢与营养电子杂志, 2022, 9 (03): 298-311.

19. Montaño-Rojas LS, Romero-Pérez EM, Medina-Pérez C, et al. Resistance training in breast cancer survivors: A systematic review of exercise programs. International Journal of Environmental Research and Public Health, 2020, 17 (18): 6511.

20. Fang J, Yu C, Liu J, et al. A systematic review and meta-analysis of the effects of muscle relaxation training vs. conventional nursing on the depression, anxiety and life quality of patients with breast cancer. Translational Cancer Research, 2022, 11 (3): 548-558.

21. Palma S, Hasenoehrl T, Jordakieva G, et al. High-intensity interval training in the prehabilitation of cancer patients—a systematic review and meta-analysis. Support Care Cancer, 2021, 29（4）: 1781-1794.

22. Tsuji K, Matsuoka YJ, Ochi E. High-intensity interval training in breast cancer survivors: a systematic review. BMC Cancer, 2021, 21（1）: 184.

23. Schlüter K, Schneider J, Sprave T, et al. Feasibility of two high-intensity interval training protocols in cancer survivors. Medicine and Science in Sports and Exercise, 2019, 51（12）: 2443-2450.

24. Taylor JL, Holland DJ, Spathis JG, et al. Guidelines for the delivery and monitoring of high intensity interval training in clinical populations. Progress in Cardiovascular Diseases, 2019, 62（2）: 140-146.

25. Kang DW, Boulé NG, Field CJ, et al. Effects of supervised high-intensity interval training on motivational outcomes in men with prostate cancer undergoing active surveillance: results from a randomized controlled trial. International Journal of Behavioral Nutrition and Physical

Activity, 2022, 19 (1): 126.

26. Coletta AM, Brewster AM, Chen M, et al. High-intensity interval training is feasible in women at high risk for breast cancer. Medicine and Science in Sports and Exercise, 2019, 51 (11): 2193-2200.

27. Hayes SC, Newton RU, Spence RR, et al. The Exercise and Sports Science Australia position statement: exercise medicine in cancer management. Journal of Science and Medicine in Sport, 2019, 22 (11): 1175-99.

28. Burnett C, Bestall J C, Burke S, et al. Prehabilitation and Rehabilitation for Patients with Lung Cancer: A Review of Where we are Today. Clinical Oncology (R Coll Radiol), 2022, 34 (11): 724-732.

29. van Egmond MA, Engelbert RHH, Klinkenbijl JHG, et al. Physiotherapy with telerehabilitation in patients with complicated postoperative recovery after esophageal cancer surgery: feasibility study. Journal of Medical Internet Research, 2020, 22 (6): e16056.

30. Kraus EJ, Nicosia B, Shalowitz DI. A qualitative study

of patients′ attitudes towards telemedicine for gynecologic cancer care. Gynecologic Oncology，2022，165（1）：155-159.

31. Burton M，Valet M，Caty G，et al. Telerehabilitation physical exercise for patients with lung cancer through the course of their disease：A systematic review. Journal of Telemedicine and Telecare，2022，1357633X221094200.

32. Kraemer MB，Priolli DG，Reis IGM，et al. Home-based，supervised，and mixed exercise intervention on functional capacity and quality of life of colorectal cancer patients：a meta-analysis. Scientific Reports，2022，12（1）：2471.

33. 吴蒙，廖妍妍，陈玫洁，等.肩关节运动八式康复锻炼联合太极拳锻炼对乳腺癌改良根治术后患者患肢功能恢复、睡眠质量和免疫功能的影响.现代生物医学进展，2022，22（17）：3255-3269.

34. 郑丽红，翁剑飞，苏榕.太极拳运动对胃癌术后患者癌因性疲乏及睡眠质量的改善效果评价.现代医药卫生，2022，38（04）：687-690.

35. 李敏香，苏爱建，彭玉兰，等.情志护理联合太极云手练习对乳腺癌患者术后康复的影响.医学理论与实践，2016，29（12）：1668-1669.

36. 孙翔云，彭媛媛，朱家勇，等.太极拳锻炼对乳腺癌术后患肢功能恢复的影响及机制探讨.中华物理医学与康复杂志，2020，42（12）：1088-1090.

37. 肖红，冯涛，段永亮，等.不同康复锻炼法对老年乳腺癌患者术后生活质量及上肢功能的影响.中国老年学杂志，2013，33（22）：5535-5537.

38. 何桂娟，金瑛，章国英，等.文武八段锦锻炼法在乳腺癌患者术后康复中的应用效果.中华现代护理杂志，2016，22（28）：4047-4050.

39. 张小玉，邵龙辉.肺癌围手术期运用六字诀呼吸法联合运动训练的效果评价.反射疗法与康复医学，2020，1（22）：123-126.

40. 李群，王丽芳，焦慧荣.八段锦在非小细胞肺癌术后病人康复中的应用.护理研究，2017，31（29）：3755-3759.

41. 许陶，陈乐，金春晖，等.八段锦对42例胃肠道恶性肿瘤术后康复期患者癌因性疲乏及生活质量的影响.

中医杂志，2020，61（10）：881-885.

42.孙婧，苗文红，康超，等.八段锦联合调息静坐对乳腺癌患者负面情绪及免疫功能的影响.临床医学研究与实践，2019，4（28）：130-132.

43.黄晓玲，赵国栋，宁万金，等.扶正培元方配合八段锦治疗非小细胞肺癌的临床研究.河北中医，2016，38（08）：1135-1141.

44.魏雨辰.情志调理联合八段锦对射波刀治疗肝癌患者疼痛及生活质量的影响.医学理论与实践，2021，34（12）：2157-2159.

45.葛旦红，申屠婵婵.太极拳对中晚期肺癌化疗患者癌因性疲乏的疗效及细胞免疫功能的影响.中国基层医药，2019，26（01）：28-32.

46.杨柳，韩琼，薛辉，等.简易太极拳对乳腺癌患者癌因性疲乏疗效观察与炎症因子的影响.贵州中医药大学学报，2022，44（05）：29-34.

47.林其，翁燕蓉，陈惠玉，等.太极拳对子宫颈癌同步放化疗患者癌因性疲乏影响的研究.中外医学研究，2021，19（27）：102-104.

48.吴仲华，林静，江火玉.八段锦对肠癌术后化疗过程中患者食欲及睡眠质量的影响.世界睡眠医学杂志，2018，5（02）：214-217.

49.黄益琼，王翠萍，邱利娟，等.八段锦对乳腺癌根治术后化疗期患者生活质量的影响.国际护理学杂志，2017，36（12）：1591-1594.

50.罗燕，陈尚忠，邵丽，等.八段锦联合五行音乐对乳腺癌化疗患者焦虑抑郁的影响.中国社区医师，2021，37（19）：180-181.

51.陈旭.八段锦养生操改善局部晚期肺癌放化疗患者的生活质量.中医临床研究，2018，10（31）：141-143.

52.张少群，刘桂超.乳腺癌术后放疗期间上肢淋巴水肿的护理干预.当代护士（专科版），2012，0（08）：95-114.

53.杨丽华，宫园，郑娟，等.五禽戏之虎鹿双戏联合隔药饼灸对紫杉醇联合卡铂方案化疗患者肝肾功能损伤的影响.中医药导报，2022，29（07）：111-115.

54.卢惠珍，余建芬，于巧萍，等.太极拳可改善癌症失眠病人睡眠.中华护理杂志，2002，37（10）：799.

55.惠茹，周峥，桑剑锋.社会支持结合太极拳运动应用于老年乳腺癌术后患者的效果观察.护理实践与研究，2022，19（09）：1268-1272.

56.雷霆，卢智会，孙勇.八段锦对小细胞肺癌化疗者生活质量改善作用.当代医学，2019，25（11）：25-27.

57.韩睿，林洪生.健身气功八段锦对非小细胞肺癌术后患者肺功能及生存质量干预疗效的临床研究.天津中医药，2016，33（12）：715-718.

58.钱铃铃.艾灸结合八段锦对宫颈癌术后患者癌因性疲乏程度及生活质量的影响.现代养生B，2021，21（5）：47-49.

59.邱萍，王宝宽，陈丽.艾灸结合八段锦运动干预对癌因性疲乏病人生活质量的影响.护理研究，2017，31（16）：2037-2038.

60.关伟华，刘春林，王挺.辨证施膳联合八段锦对癌因性疲乏患者疲乏程度及生活质量的影响.中国民间疗法，2021，29（06）：79-96.

61.陈君涛.有氧运动联合八段锦前四式对乳腺癌根治术后患者肢体功能的影响研究.反射疗法与康复医学，2021，2（17）：70-79.

62. 张雅丽，陈滨海，高文仓，等.六字诀对肝郁脾虚证乳腺癌患者焦虑抑郁状态的影响.护理与康复，2019，18（11）：72-74.

63. Chen YJ，Li XX，Ma HK，et al. Exercise training for improving patient-reported outcomes in patients with advanced-stage cancer：A systematic review and meta-analysis. Journal of Pain Symptom Management，2020，59（3）：734-749.

64. Capozzi LC，Daun JT，Ester M，et al. Physical activity for individuals living with advanced cancer：evidence and recommendations. Seminars in Oncology Nursing，2021，37（4）：151170.

65. Oldervoll LM，Loge JH，Lydersen S，et al. Physical exercise for cancer patients with advanced disease：a randomized controlled trial. Oncologist，2011，16（11）：1649-1657.

66. Yang L，Winters-Stone K，Rana B，et al. Tai Chi for cancer survivors：A systematic review toward consensus-based guidelines. Cancer Medicine，2021，10（21）：7447-7456.

67. Yao LQ, Tan JY, Turner C, et al. Development and validation of a Tai chi intervention protocol for managing the fatigue-sleep disturbance-depression symptom cluster in female breast cancer patients. Complementary Therapies in Medicine, 2021, 56: 102634.

68. Yi LJ, Tian X, Jin YF, et al. Effects of yoga on health-related quality, physical health and psychological health in women with breast cancer receiving chemotherapy: a systematic review and meta-analysis. Annals of Palliative Medicine, 2021, 10 (2): 1961-1975.

69. Tukanova KH, Chidambaram S, Guidozzi N, et al. Physiotherapy regimens in esophagectomy and gastrectomy: a systematic review and meta-Analysis. Annals of Surgical Oncology, 2022, 29 (5): 3148-3167.

70. Charloux A, Enache I, Pistea C, et al. Approaches to the pre-operative functional assessment of patients with lung cancer and preoperative rehabilitation. Revue des Maladies Respiratories, 2020, 37 (10): 800-810.

71. Mur-Gimeno E, Paula-Martin P, Cantarero-Villanueva I, et al. Systematic review of the effect of aquatic ther-

apeutic exercise in breast cancer survivors. European Journal of Cancer Care（Engl），2022，31（1）：e13535.

72. Lynch PT, Horani S, Lee R, et al. Effectiveness of physical activity interventions in improving objective and patient-reported outcomes in head and neck cancer survivors：A systematic review. Oral Oncology, 2021, 117：105253.

73. Wang L, Yu MW, Ma YF, et al. Effect of pulmonary rehabilitation on postoperative clinical status in patients with lung cancer and chronic obstructive pulmonary disease：A systematic review and meta-analysis. Evidence-based Complementary Alternative Medicine, 2022, 2022：4133237.

74. Wang HL, Cousin L, Fradley MG, et al. Exercise interventions in cardio-oncology populations：A scoping review of the literature. Journal of Cardiovascular Nursing, 2021, 36（4）：385-404.

75. Gravier FE, Smondack P, Prieur G, et al. Effects of exercise training in people with non-small cell lung cancer

before lung resection: a systematic review and meta-analysis. Thorax, 2022, 77 (5): 486-496.

76. Heredia-Ciuró A, Fernández-Sánchez M, Martín-Núñez J, et al. High-intensity interval training effects in cardiorespiratory fitness of lung cancer survivors: a systematic review and meta-analysis. Support Care Cancer, 2022, 30 (4): 3017-3027.

77. Miyamoto T, Nagao A, Okumura N, et al. Effect of post-diagnosis physical activity on breast cancer recurrence: a systematic review and meta-analysis. Current Oncology Reports, 2022, 24 (11): 1645-1659.

78. Reimer N, Zopf EM, Böwe R, et al. Effects of exercise on sexual dysfunction in patients with prostate cancer-A systematic review. The Journal of Sexual Medicine, 2021, 18 (11): 1899-1914.

79. Chan KYC, Suen M, Coulson S, et al. Efficacy of pelvic floor rehabilitation for bowel dysfunction after anterior resection for colorectal cancer: a systematic review. Support Care Cancer, 2021, 29 (4): 1795-1809.

80. Baumann FT, Reimer N, Gockeln T, et al. Supervised

pelvic floor muscle exercise is more effective than unsupervised pelvic floor muscle exercise at improving urinary incontinence in prostate cancer patients following radical prostatectomy – a systematic review and meta-analysis. Disability Rehabilitation, 2021, 44 (19): 5374-5385.

81. Rendeiro JA, Rodrigues C, De Barros Rocha L, et al. Physical exercise and quality of life in patients with prostate cancer: systematic review and meta-analysis. Support Care Cancer, 2021, 29 (9): 4911-4919.

82. Sayner A, Nahon I. Pelvic floor muscle training in radical prostatectomy and recent understanding of the male continence mechanism: A review. Seminars in Oncology Nursing, 2020, 36 (4): 151050.

83. Wiltink LM, White K, King MT, et al. Systematic review of clinical practice guidelines for colorectal and anal cancer: the extent of recommendations for managing long-term symptoms and functional impairments. Support Care Cancer, 2020, 28 (6): 2523-2532.

84. Schoentgen N, Califano G, Manfredi C, et al. Is it

运动康复

参考文献

worth starting sexual Rrehabilitation before radical prostatectomy? Results from a systematic review of the literature. Frontiers in Surgery，2021，8：648345.

85. 中华整形外科学分会淋巴水肿学组.外周淋巴水肿诊疗的中国专家共识.中华整形外科杂志，2020，36（4）：355-360.

86. Iyer NS，Cartmel B，Friedman L，et al. Lymphedema in ovarian cancer survivors：assessing diagnostic methods and the effects of physical activity. Cancer，2018，124（9）：1929-1937.

87. 中华医学会整形外科学分会淋巴水肿治疗学组.乳腺癌术后上肢淋巴水肿诊治指南与规范（2021年版）.组织工程与重建外科，2021，17（06）：457-461.

88. 赵慧慧，周春兰，吴艳妮，等.乳腺癌相关淋巴水肿患者运动指导方案的证据总结.中华护理杂志，2020，05（5）：779-785.

89. Ayoub NM，Jibreel M，Nuseir K，et al. A survey of knowledge and barriers of healthcare professionals toward opioid analgesics in cancer pain management. International Journal of Clinical Practice，2022，2022：

1136430.

90. 周帅，江锦芳，张玲，等. 不同运动疗法对癌症患者癌因性疲乏干预效果的网状 Meta 分析. 解放军护理杂志，2021，38（08）：65-88.

91. Lavín-Pérez AM, Collado-Mateo D, Mayo X, et al. Can exercise reduce the autonomic dysfunction of patients with cancer and its survivors? A systematic review and meta-analysis. Frontiers in Psychology, 2021, 12: 712823.

92. Campbell K L, Zadravec K, Bland K A, et al. The effect of exercise on cancer-related cognitive impairment and applications for physical therapy: Systematic review of randomized controlled trials. Physical Therapy, 2020, 100（3）: 523-542.

93. Yang HY, Chou YJ, Shun SC. The effect of walking intervention on cognitive function among patients with non-central nervous system cancer: A systematic review. Cancer Nursing, 2022.

94. Mackenzie L, Marshall K. Effective non-pharmacological interventions for cancer related cognitive impairment

in adults（excluding central nervous system or head and neck cancer）: systematic review and meta-analysis. European Journal of Physical and Rehabilitation Medicine, 2021, 58（2）: 258-270.

95.Lin WL, Wang RH, Chou FH, et al. The effects of exercise on chemotherapy-induced peripheral neuropathy symptoms in cancer patients: a systematic review and meta-analysis. Support Care Cancer, 2021, 29（9）: 5303-5311.

96.Khaleqi-Sohi M, Sadria G, Ghalibafian M, et al. The effects of physical activity and exercise therapy on pediatric brain tumor survivors: A systematic review. Journal of Bodywork and Movement Therapies, 2022, 30: 1-9.

97.Kirizawa JM, Garner DM, Arab C, et al. Is heart rate variability a valuable method to investigate cardiac autonomic dysfunction in subjects with leukemia? A systematic review to evaluate its importance in clinical practice. Support Care Cancer, 2020, 28（1）: 35-42.

98.Binarelli G, Joly F, Tron L, et al. Management of cancer-related cognitive impairment: A systematic review of computerized cognitive stimulation and computerized physical activity. Cancers, 2021, 13 (20): 5161.

99.Floyd R, Dyer AH, Kennelly SP. Non-pharmacological interventions for cognitive impairment in women with breast cancer post-chemotherapy: a systematic review. Journal of Geriatric Oncology, 2021, 12 (2): 173- 181.

100.Salerno E A, Culakova E, Kleckner A S, et al. Physical activity patterns and relationships with cognitive function in patients with breast cancer before, during, and after chemotherapy in a prospective, nationwide study. Journal of Clinical Oncology, 2021, 39 (29): 3283-3292.

101.Drudge-Coates L, van Muilekom E, de la Torre-Montero JC, et al. Management of bone health in patients with cancer: a survey of specialist nurses. Support Care Cancer, 2020, 28 (3): 1151-1162.

102.Guo Y, Ngo-Huang AT, Fu JB. Perspectives on spinal precautions in patients who have cancer and spinal metastasis. Physical Therapy, 2020, 100 (3): 554-

563.

103. Kim TJ, Koo KC. Pathophysiology of bone loss in pa-
     tients with prostate cancer receiving androgen−depriva-
     tion therapy and lifestyle modifications for the manage-
     ment of bone health: A comprehensive review. Cancers
     (Basel), 2020, 12 (6): 1529.

104. Link H, Diel I, Ohlmann C H, et al. Guideline adher-
     ence in bone−targeted treatment of cancer patients with
     bone metastases in Germany. Support Care Cancer,
     2020, 28 (5): 2175−2184.

105. Lu G, Zheng J, Zhang L. The effect of exercise on aro-
     matase inhibitor−induced musculoskeletal symptoms in
     breast cancer survivors: a systematic review and meta-
     analysis. Support Care Cancer, 2020, 28 (4):
     1587−1596.

106. Singh B, Toohey K. The effect of exercise for improving
     bone health in cancer survivors − A systematic review
     and meta−analysis. Journal of Science and Medicine in
     Sport, 2022, 25 (1): 31−40.

107. Diller ML, Master VA. Integrative surgical oncology:

A model of acute integrative oncology. Cancer, 2021, 127（21）：3929-3938.

108. Swain CTV, Nguyen NH, Eagles T, et al. Postdiagnosis sedentary behavior and health outcomes in cancer survivors：a systematic review and meta-analysis. Cancer, 2020, 126（4）：861-869.

109. Rock CL, Thomson CA, Sullivan KR, et al. American Cancer Society nutrition and physical activity guideline for cancer survivors. CA：A Cancer Journal for Clinicians, 2022, 72（3）：230-262.

110. Gillis C, Fenton TR, Gramlich L, et al. Older frail prehabilitated patients who cannot attain a 400 m 6-min walking distance before colorectal surgery suffer more postoperative complications. European Journal of Surgical Oncology, 2021, 47（4）：874-881.

111. Baudelet M, Van den Steen L, Duprez F, et al. Member of the Belgian PRESTO Group. Study protocol for a randomized controlled trial：prophylactic swallowing exercises in head-and-neck cancer patients treated with（chemo）radiotherapy（PRESTO trial）. Trials,

2020, 21（1）: 237.

112. Bongers BC, Dejong CHC, den Dulk M. Enhanced recovery after surgery programmes in older patients undergoing hepatopancreatobiliary surgery: what benefits might prehabilitation have? European Journal of Surgical Oncology, 2021, 47（3 Pt A）: 551-559.

113. Briggs LG, Reitblat C, Bain PA, et al. Prehabilitation exercise before urologic cancer surgery: A systematic and interdisciplinary review. European Urology, 2022, 81（2）: 157-167.

114. Avancini A, Cavallo A, Trestini I, et al. Exercise prehabilitation in lung cancer: Getting stronger to recover faster. European Journal of Surgical Oncology, 2021, 47（8）: 1847-1855.

115. Cuijpers ACM, Linskens FG, Bongers BC, et al. Quality and clinical generalizability of feasibility outcomes in exercise prehabilitation before colorectal cancer surgery — A systematic review. European Journal of Surgical Oncology, 2022, 48（7）: 1483-1497.

116. Yang W, Nie W, Zhou X, et al. Review of prophylac-

tic swallowing interventions for head and neck cancer. International Journal of Nursing Studies, 2021, 123: 104074.

117. Makker PGS, Koh CE, Solomon MJ, et al. Preoperative functional capacity and postoperative outcomes following abdominal and pelvic cancer surgery: a systematic review and meta-analysis. ANZ Journal of Surgery, 2022, 92 (7-8): 1658-1667.

118. Heiman J, Onerup A, Wessman C, et al. Recovery after breast cancer surgery following recommended pre and postoperative physical activity: (PhysSURG-B) randomized clinical trial. British Journal of Surgery, 2021, 108 (1): 32-39.

119. Michael CM, Lehrer EJ, Schmitz KH, et al. Prehabilitation exercise therapy for cancer: A systematic review and meta-analysis. Cancer Medicine, 2021, 10 (13): 4195-4205.

120. Thind K, Roumeliotis M, Mann T, et al. Increasing demand on human capital and resource utilization in radiation therapy: The past decade. International Journal

of Radiation Oncology Biology Physics, 2022, 112 (2): 457-462.

121.Andersen RM, Danielsen AK, Vinther A, et al. Patients' experiences of abdominal exercises after stoma surgery: A qualitative study. Disability and Rehabilitation, 2022, 44 (5): 720-726.

122.Bull FC, Al-Ansari SS, Biddle S, et al. World health organization 2020 guidelines on physical activity and sedentary behaviour. British Journal of Sports Medicine, 2020, 54 (24): 1451-1462.

123.Saunders S and Brunet J. A qualitative study exploring what it takes to be physically active with a stoma after surgery for rectal cancer. Supportive Care in Cancer, 2019, 27 (4): 1481-1489.

124.Aquila G, Re Cecconi AD, Brault JJ, et al. Nutraceuticals and exercise against muscle wasting during cancer cachexia. Cells, 2020, 9 (12): 2536.

125.Roeland EJ, Bohlke K, Baracos VE, et al. Management of cancer cachexia: ASCO guideline. Journal of Clinical Oncology, 2020, 38 (32): 2438-2435.

126. Gary Liguori. ACSM's Guidelines for Exercise Testing and Prescription. 11th Edition. Philadelphia： Lippin-cott Willoms & Willkms，2021，04.

127. Schmitz K H. Exercise oncology： prescribing physical activity before and after a cancer diagnosi.Switzerland： Springer Nature，2020，4.